新编21世纪高等职业教育精品教材
婴幼儿托育服务与管理系列
校企“双元”合作精品教材

婴幼儿伤害预防与处理

主　编／周　绮　潘太健　刘凌云
副主编／奚翔云　刘　益　滕　川　马海涛

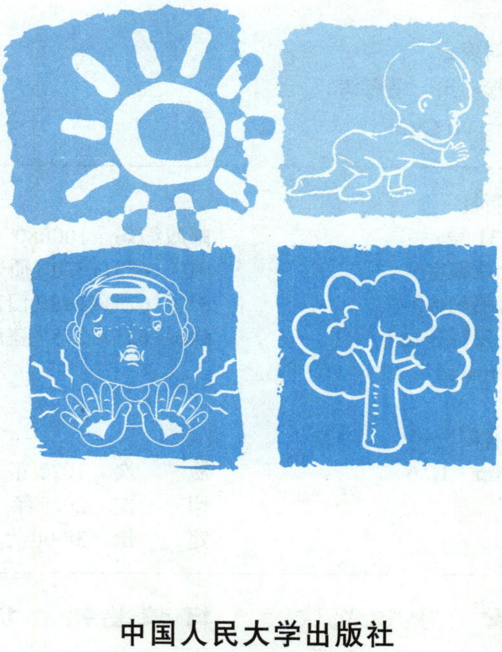

中国人民大学出版社
·北京·

图书在版编目（CIP）数据

婴幼儿伤害预防与处理 / 周绮，潘太健，刘凌云主编. -- 北京 : 中国人民大学出版社，2022.5

新编 21 世纪高等职业教育精品教材 · 婴幼儿托育服务与管理系列

ISBN 978-7-300-30549-3

Ⅰ. ①婴… Ⅱ. ①周… ②潘… ③刘… Ⅲ. ①婴幼儿－伤害－预防－高等职业教育－教材 Ⅳ. ① R174

中国版本图书馆 CIP 数据核字（2022）第 061921 号

新编 21 世纪高等职业教育精品教材 · 婴幼儿托育服务与管理系列

婴幼儿伤害预防与处理

主　编　周　绮　潘太健　刘凌云

副主编　奚翔云　刘　益　滕　川　马海涛

Yingyou'er Shanghai Yufang yu Chuli

出版发行	中国人民大学出版社		
社　　址	北京中关村大街 31 号	邮政编码	100080
电　　话	010－62511242（总编室）		010－62511770（质管部）
	010－82501766（邮购部）		010－62514148（门市部）
	010－62515195（发行公司）		010－62515275（盗版举报）
网　　址	http://www.crup.com.cn		
经　　销	新华书店		
印　　刷	天津中印联印务有限公司		
开　　本	787 mm × 1092 mm　1/16	版　　次	2022 年 5 月第 1 版
印　　张	13	印　　次	2025 年 7 月第 6 次印刷
字　　数	240 000	定　　价	38.00 元

前　言

托育服务是保障和改善民生的重要内容，事关婴幼儿健康成长，事关千家万户。2019 年 4 月，国务院办公厅发布了《关于促进 3 岁以下婴幼儿照护服务发展的指导意见》。这之后，中国 3 岁以下婴幼儿托育服务的发展速度是比较快的，可以说，几乎是在零起点的基础上初步建立起了 3 岁以下婴幼儿照护服务体系。2020 年中国妇幼保健协会婴幼儿养育照护专业委员会在参考国际指南和国内外文献的基础上，结合我国实际，提出和制定了针对婴幼儿健康、营养、安全、回应性照护和早期学习机会五大照护目标和核心策略，这也是我国婴幼儿照护服务的标准化方案。托育服务相关专业归属大类在 2021 年年初正式变更为医药卫生大类下的健康管理与促进类，标志着托育服务专业的规范与升级，托育服务行业正式由卫生健康委监管，其“医育结合”的特点更加突出。

党的二十大报告指出，“要坚持以人民安全为宗旨”。安全照护是五大照护目标之首。首先保证安全，才能讲其他。因此婴幼儿安全管理、伤害预防、急救处理就成为托育服务的重点工作之一。2021 年 1 月国家卫生健康委办公厅颁布了《托育机构婴幼儿伤害预防指南（试行）》，针对婴幼儿常见伤害类型，为托育机构管理者和工作人员在安全管理、改善环境、加强照护等方面开展伤害预防提供了技术指导和参考，但目前市场上相关教材仍是空白，尤其是婴幼儿伤害类型、原因和处理方法与学前儿童有所不同，不能将学前儿童卫生保健相关内容照搬套用。因此，我们组织了各职业院校托育相关专业的教学实践专家进行了本教材的编写工作。

本书由青岛职业技术学院周绮、上海行健职业学院潘太健、岳阳市第一职业中专刘凌云担任主编，青岛大学附属妇女儿童医院奚翔云、湖南省岳阳职业技术学院刘益、青岛职业技术学院滕川、保定幼儿高等专科学校马海涛担任副主编。全书共分为十一章，针对婴幼儿安全照护常识，及婴幼儿常见伤害类型，如窒息、跌倒伤、烧烫伤、溺水、中毒、异物伤害、道路交通伤害、动物咬伤、中暑、冻伤等的预防和处理，以及托育机构安全事故处理等相关知识进行了详细介绍。具体编写分工如下：第一章和第二章由潘太健编写，第三章由周绮编写，第四章和第五章由刘益编写，第六章由奚翔云编写，第七章由马海涛编写，第八章、第九章及第十章由刘凌云编写，第十一章由滕川编写，全书由周绮审校。编写团队人员全部是双师型教师，包括医师、育婴员和保育师考评员、心理治疗师、心理咨询师、“1+X”幼儿照护考评员、护师等，专业背景涉及临床医学、护理学、心理学、学前教育，充分体现了托育专业“医育结合”的特点。邯郸幼儿师范高等专科学校张洪波、重庆城市职业学院吴正敏为本书进一步完善提供了建议，在此表示感谢。

本教材以深化课程体系和教学内容改革为依据，以婴幼儿养育照护要求为立足点，按案例教学的模式编写，以婴幼儿托育服务人才能力培养为导向，具有较强的理论性、应用性。理论知识以阐述基本问题为主，以够用、实用为度，通俗易懂，便于学生理解和掌握；专业技能以增强学生对婴幼儿安全的敏感性为主，使学生能够发现安全问题、规避安全隐患和正确进行急救处理，将理论知识和实践运用紧密衔接。在体例的设置上更有利于教和学，每章开头设有“学习目标”“案例导入”，引出本章安全问题的类型，使学生养成善于观察和思考的习惯，带着疑问学习理论知识；除基础知识外，每章还设有“知识链接”“小案例”“本章小结”，可结合托育或卫生保健实训室进行实操训练，使学生将理论知识充分融入其中；每章最后附有“同步练习”，有助于学生理解和巩固所学理论知识。通过本教材的学习，学生不仅可以了解婴幼儿常见安全问题的类型和预防措施，掌握常用的婴幼儿急救技术，而且能够依据托育机构管理办法制定和执行婴幼儿安全问题应急预案。

本教材可作为高职高专院校、五年制高专、应用型本科、成人教育、中职学校托育相关专业的教材，也可供托育机构工作者、家庭及社区养育指导工作者参考使用。囿于专业探究的深度，本教材在编写中难免存在诸多不足，恳请广大读者不吝赐教，帮助我们今后不断更新和完善。

编者

目 录

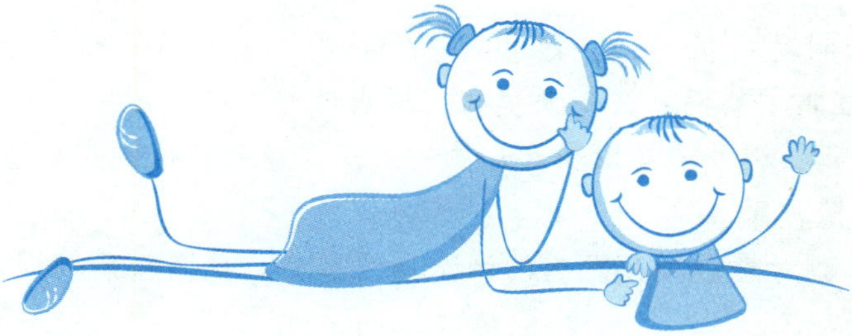

第一章　婴幼儿伤害概述

学习目标

知识目标

1. 了解伤害的概念与分类。
2. 掌握婴幼儿意外伤害的原因和特征。
3. 掌握婴幼儿意外伤害的危害。

能力目标

1. 能够进行婴幼儿意外伤害的现场急救。
2. 能够说出婴幼儿意外伤害的预防措施。

素养目标

1. 通过学习婴幼儿意外伤害的预防与急救处理，树立安全第一的意识。
2. 在婴幼儿养育和教育过程中，形成爱幼护幼的情感。

案例导入

溺水如何预防与急救?

新闻：2021 年 8 月 8 日 12 时许，广东廉江发生一起溺水事件致 4 名小孩不幸溺亡。据了解，事发当天中午，家属发现该 4 名小孩没有回家，便外出寻找。最后，在村边一积水洼地处，发现 4 人遗留的拖鞋及自行车，于是马上报警求助。辖区派出所民警和 120 医护人员立即赶到现场。4 人被打捞上来后，现场医护人员对落水人员采取了心肺复苏术等抢救措施，但最终抢救无效死亡。经勘查，事故现场为村边一低洼地，该洼地呈漏斗形，长约 3.7 米、宽约 3.3 米、深约 2.5 米。廉江市委新闻办公室通报称，据当地警方初步调查，近期廉江市范围内连续多日暴雨，该处为暴雨积水形成的水洼。经尸表检验，4 人符合溺水死亡特征，初步排除他杀。

问题： 面对暑假频频发生的溺水溺亡事件，我们心痛的同时，应该做些什么呢？

第一节　婴幼儿伤害概述

一、伤害的概念与分类

伤害是指所有导致机体健康的伤害，包括组织损伤及心理损伤；意外是指潜在有害的、无意识的和意外的突发事件。意外伤害是指外来的、突发的、非本意的、非疾病的使身体受到伤害的客观事件，造成身体的损伤。婴幼儿伤害大多数情况下可以预防，而且这种预防是可以降低成本且有效的。

目前我国关于婴幼儿意外伤害的流行病学调查采用的标准为具有以下三种情况中的任何一项：到医院或者校医室诊治，诊断为某一种损伤；由家长、老师、同学做紧急处置或者看护；因伤休息（休学）半天以上。常见的婴幼儿意外伤害有溺水、动物咬伤、触电、烧烫伤、外伤、中毒、暴力、自然灾害、忽视与虐待等。

知识链接

0～6 岁儿童照顾者安全素养现状调查

研究发现，学前儿童意外伤害预防与处理情况不容乐观，家长和老师存在知能分离的状况，安全教育流于表面，在家园合作中，家长方面合作较为被动，而且合作方式较为单一；应该提高安全教育能力，做到知行合一，加强家长和教师的安全意识，提高家园合作互动性，丰富合作形式。

二、婴幼儿意外伤害的危害

（一）身体方面的危害

婴幼儿意外伤害严重时可导致死亡，如高空坠落、道路交通事故等；也可能会导致孩子出现残疾，如骨折、关节损伤会导致瘫痪，肢体功能受损；还可能会导致孩子身上出现瘢痕，例如冬季室温过低，有些家长常常使用热水瓶或热水袋给孩子保暖，这些保暖物品如果直接接触孩子皮肤，易导致烫伤。

（二）心理方面的危害

意外伤害会使婴幼儿产生心理应激反应，轻者表现为情绪紧张、感觉过敏、惊慌失措、疲劳无力等；重者表现为抑郁、恐惧、焦虑、木僵、遗忘及自主神经功能紊乱（如心悸、多汗、厌食、尿急、颤抖等）。

第二节　婴幼儿伤害的原因与特征

一、婴幼儿伤害的原因

婴幼儿的主要活动场所是家庭和幼儿园，下面从家庭和幼儿园两方面分析造成婴幼儿意外伤害的原因。

（一）家庭意外伤害的原因

1. 婴幼儿自控能力欠缺

婴幼儿对事物充满好奇心，但是自我控制能力低，缺乏自我保护意识，在探索外界事物的过程中易发生意外伤害。

2. 婴幼儿看护者安全意识和技能缺乏

婴幼儿生长发育的过程也是与周围环境交互的动态过程，环境中有诸多危险因素，当家长没有认识到危险因素的存在时，就没有针对性的防卫举措，这与家长的文化水平和安全教育程度有重要的关系。有一些意外伤害发生后，需要在将婴幼儿送往医院前进行应急处理，但是因为看护者缺乏安全意识和技能，没有及时处理，延误了救治的时机；或者存在应急处理的误区，做了错误的处理，反而加重了伤情。

（二）幼儿园意外伤害的原因

一项近期研究表明，目前造成幼儿园伤害事故的原因主要有以下几个方面。

1. 安全管理制度不完善

安全管理制度不健全、责任不落实、管理不到位，是幼儿园伤害事故发生的主要原因之一。尽管我国在幼儿园安全管理方面已做出明确规定，但在具体落实过程中仍然存在偏差。如一些城镇政府没有设立专门的安全监管部门，部分民办幼儿园没有制定安全管理制度或制度流于形式等，导致幼儿园安全管理工作存在缺陷，为发生伤害事故埋下了隐患。

2. 幼儿园领导与教师安全意识淡薄

一些幼儿园领导与教师安全意识淡薄，存在重教学轻保育的思想，且存在侥幸心理，玩忽职守，工作责任心不强，做出违反教学管理相关规定的行为。如午睡值班时看手机、给幼儿喂错药等。

3. 设施设备不达标

一些幼儿园存在设施设备不符合标准、陈旧或老化现象，容易造成幼儿园伤害事故。如活动场所的运动器械、滑梯等没有定期进行检查，相关负责人疏于监督，没有及时发现问题，存在安全隐患。

4. 幼儿自身的问题

幼儿自身的局限性，导致他们缺乏自我保护意识，对伤害事故没有防范能力。一方面，幼儿处于生长发育阶段，平衡性、协调性较差，反应不灵敏，缺乏自我保护意识和安全防范意识，且对事物充满好奇心，喜欢触摸和尝试等，因此易发生各类伤害事故；另一方面，有的幼儿自身患有先天性心脏病、哮喘，或属于过敏体质等，也易引起意外伤害。

二、婴幼儿伤害的特征

婴幼儿因为其年龄原因、看护者原因和环境原因等，意外伤害也有其特点。下面根据 2015—2019 年嘉兴市 300 例急诊儿童意外伤害原因及特征调查，对婴幼儿伤害的特征进行分析。

（一）性别与年龄特征

在 300 例儿童中，男性患儿 185 例，女性患儿 115 例，男童发生意外伤害的比例高于女童。0～3 岁婴幼儿 50 例，学前儿童 105 例，学龄儿童 145 例，三者比例为 1 : 2.10 : 2.90，反映出随着年龄的增长，儿童意外伤害的发生率逐渐升高。

男童和女童的认知和行为特点存在差异，男童的活动范围更广，活动能力更强，因此更容易遭遇危险。

虽然年龄越大，大脑发育越完善，认知能力也有所增强，但是儿童自制力较差，活泼好动、注意力分散、喜欢模仿、对外界事物充满好奇心，对危险因素识别能力差。再者，儿童年龄越小，受到看护者的关注和照料越多，在不离开看护者视线的情况下，受到伤害的概率较小；年龄越大，看护者往往疏于看护，发生伤害的概率越高。因此，在儿童期，需要对其实施合理干预、正确引导，加强安全教育，以减少意外伤害的发生。

（二）地点特征

在300例意外伤害儿童中，户外受伤207例，家中受伤93例；0～3岁婴幼儿时期、学前期、学龄期，户外受伤的比例逐渐增加。儿童年龄越小，受到的看护越多，单独外出的机会越少，意外伤害的发生率越低。

（三）受伤类型特征

在300例意外伤害儿童中，机械性损伤249例（跌落伤126例，撞击伤75例，锐器伤48例），非机械性损伤（烫伤、咬伤、溺水、食物中毒、电击伤等）51例。0～3岁婴幼儿时期、学前期、学龄期机械性损伤比例逐渐增加。机械性损伤属于物理损伤，覆盖生活的方方面面，远多于非机械性损伤，以跌落伤和撞击伤最为普遍。年龄越大，儿童的自我活动越多，发生的机械性损伤也越多。

（四）受伤部位特征

在249例机械性损伤儿童中，头面部受伤60例，四肢受伤115例，躯干部受伤25例，复合伤49例。四肢受伤比例最大，其次是头部受伤。0～3岁婴幼儿头部受伤比例大于四肢受伤，因为婴幼儿阶段，大脑发育不成熟，缺乏自我保护意识，出现危险时，无法有效保护头面部；学前期和学龄期，儿童的智力发育更加完善，在意外伤害中，发生跌落和撞击时，往往能够利用四肢进行自我保护，故四肢受伤比较常见。

综上，不同年龄阶段的婴幼儿意外伤害的原因和特征有所不同，在预防和应急处理时应区别对待。

第三节　婴幼儿伤害的处理与预防

一、婴幼儿伤害的急救处理

（一）急救与现场急救

急救就是紧急救护，急是指时间，救是指救护。急救是一种评估与干预，强调在很少或者没有救护设备的情况下，对伤病情进行正确评估，并进行正确迅速的处理，包括院前现场急救、救护车急救和院内急救体系。本节所说的急救是指院前现场急救。

院前现场急救是指最初的快速判断与早期的救护，包括实施地点（现场或者转院过程）、实施人员（本人、第一目击者或者医护人员）、实施方法（心肺复苏术、止血包扎、固定）等内容。

时间就是生命，受伤后半小时是急救的黄金时间，心源性猝死的急救还有“黄金 4 分钟”之说，正确及时的处理是保证伤者以后生存质量的重要前提。在现场救护后，托幼机构教师还需要填写儿童意外伤害登记表（如表 1–1 所示），用于备案登记和存档。

表 1–1　儿童意外伤害登记表

年　　月　　日

姓名：	性别：	年龄：	班级：
伤害发生日期：　　年　　月　　日		伤害发生时间：______:______（用 24 小时计时法）	
当班责任人：		填表人：	
伤害类型： 1 = 交通事故　2 = 跌伤（跌、摔、滑、绊）　3 = 被下落物击中（高处落下物） 4 = 锐器伤（刺、割、扎、划）　5 = 钝器伤（碰、砸） 6 = 烧烫伤（火焰、高温固 / 液体、化学物质、锅炉、烟火、爆竹炸伤） 7 = 溺水（经医护人员救治存活）　8 = 动物伤害（狗、猫、蛇等咬伤，蜜蜂、黄蜂等刺蜇） 9 = 窒息（异物，压、闷、捂窒息，鱼刺 / 骨头卡喉） 10 = 中毒（药品、化学物质、一氧化碳等有毒气体、农药、鼠药、杀虫剂，腐败变质食物除外） 11 = 电击伤（触电、雷电）　12 = 他伤 / 攻击伤			
伤害发生地点： 1 = 户外活动场　2 = 活动室　3 = 寝室　4 = 卫生间　5 = 盥洗室　6 = 其他（请说明______）			
伤害发生时的活动： 1 = 玩耍娱乐　2 = 吃饭　3 = 睡觉　4 = 上厕所　5 = 洗澡　6 = 行走　7 = 乘车 8 = 其他（请说明______）　9 = 不知道			
伤害发生时和谁在一起： 1 = 独自一人　2 = 老师　3 = 小伙伴　4 = 其他（请说明______）　5 = 不知道			
受伤后处理方式（最后处理方式）： 1 = 自行处理（保健人员）且未再就诊　2 = 医疗卫生机构就诊　3 = 其他（请说明______）			
如果就诊，诊断是：________________________			
因伤害休息多长时间（包括节日、假期及周末）：______天			
转归：1 = 痊愈　2 = 好转　3 = 残疾　4 = 死亡			
简述伤害发生经过（对损伤过程做综合描述）：			

（二）婴幼儿伤害的急救原则

1. 确保现场安全，不要惊慌失措

发生伤害事故时，首先要保持冷静，同时排除危险因素。例如，有婴幼儿触电时，如果慌慌张张用手拉拽触电者，只能让自己也触电。首先应该切断电源，用绝缘物体使孩子脱离电源然后再进行救护。

2. 不要自作主张

当发生急性腹痛时，由于引起急性腹痛的原因较多，因此需要鉴别诊断，过量服用止痛药会掩盖病情，妨碍医生的诊断。腹泻患者在未消炎之前乱用止泻药，会使毒素难以排出，加重肠道炎症，而且可能会导致水电解质紊乱，引发休克等。如果不知道如何急救，最好什么也不做，尽快就医。

3. 正确判断病情的缓急程度

遇到危重患儿，应先判断患儿生命体征、瞳孔和意识状况。如果心跳呼吸已停止，则立即实施人工心肺复苏术，而不是急于止血、包扎、固定和搬运。如果发生窒息或噎食，应迅速使用海姆立克急救法抢救。

4. 不要随意搬动孩子身体

如果发生意外伤害，家人要保持冷静，不要乱叫孩子，也不要猛推猛摇孩子，最好是原地救治，不要随意搬动，尤其是脑外伤、脊柱骨折患儿更忌搬动。

5. 就近送医

时间就是生命，应该将患儿就近送医，特别是患儿生命体征不稳定时，不宜送较远的大医院，小医院也有能力进行初期急救复苏，急救后病情相对稳定时再转送大医院。

（三）婴幼儿伤害的急救步骤

1. 步骤一：正确评估患儿的伤情

先判断伤情，检查患儿的生命体征。如图 1-1 所示。生命体征包括体温、脉搏、呼吸和血压。先要判断患儿有无意识、瞳孔大小、有无生命体征、气道是否开放，都正常的情况下才进一步进行伤害急救。如果遇到群体伤害，则需要进行检伤分类，伤情一般分为四类：第一类是重伤，用红色标记，如气道梗阻、大出血、猝死等；第二类是中度伤，用黄色标记，如开放性骨折、脊柱骨折等；第三类是轻微伤，用绿色标记，如无休克的软组织损伤、轻微的肌肉骨骼伤；第四类是没有生命体征、死亡者，用黑色标记，如心跳呼吸停止，头颈胸腹任一部位损毁或者缺失。急救遵循的原则是先重后轻，先急后缓。

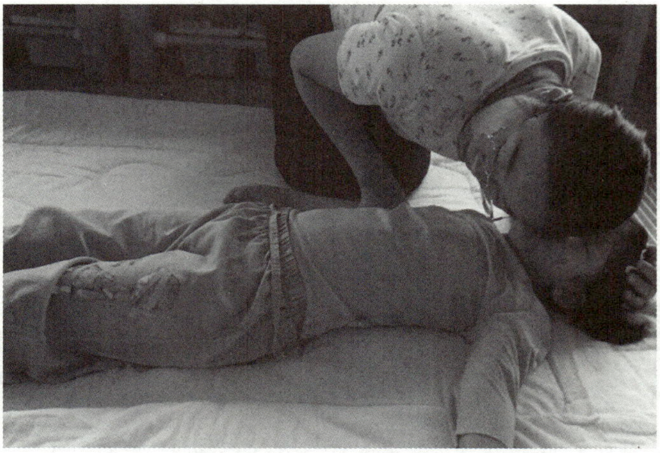

图 1-1　伤情判断

2. 步骤二：迅速联系救护车和医生

（1）不管情况如何，只要有伤者，最好马上联系救护车。如图 1-2 所示。

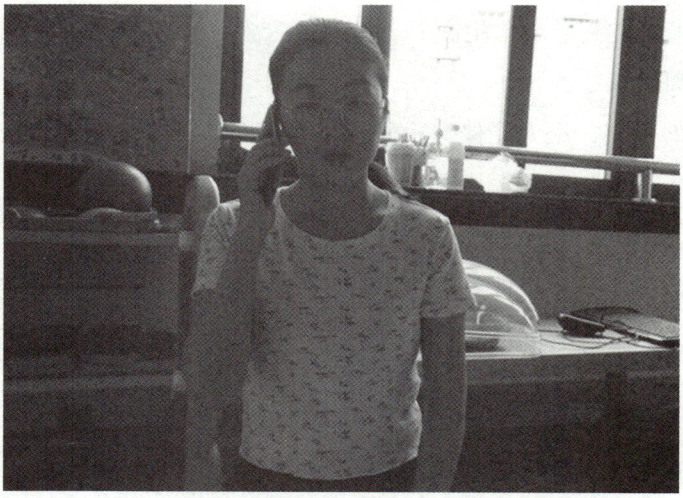

图 1-2　拨打 120

（2）拨打电话时要简明扼要地讲清楚最重要的三个要素，即具体地点、为什么呼救（患者的症状或是伤者的伤情）、联系电话，否则很可能会耽误了抢救病人的宝贵时间，给患者和家属带来无法挽回的损失。具体方法如下：

1）报出自己的名字和电话号码。

2）说出事故的具体地点，一定要尽可能准确地讲出街道的名称、具体的门牌号码，如果周围有比较明显的标识或者路口，也最好说明。

3）简明指出事故发生的过程。

4）描述伤者的具体情况，如人数、大概年龄和性别，还有伤者的伤情、症状和严重程度。

5）详细指出存在的安全隐患和危险事物，例如危险物品。

6）保持镇静，要等到对方挂线再挂断电话。

打完电话后，在有条件的情况下可以找人去路口处等待救护车的到来，以便为救护车司机指明道路。

3. 步骤三：就地抢救

在确保现场安全的情况下，遵循的原则是先救命，后救伤；先实施人工心肺复苏术，再做创伤的止血、包扎、固定和搬运。维持生命体征是急救中最重要的，只有生命体征平稳，才可能进行下一步治疗。如图 1-3 所示。

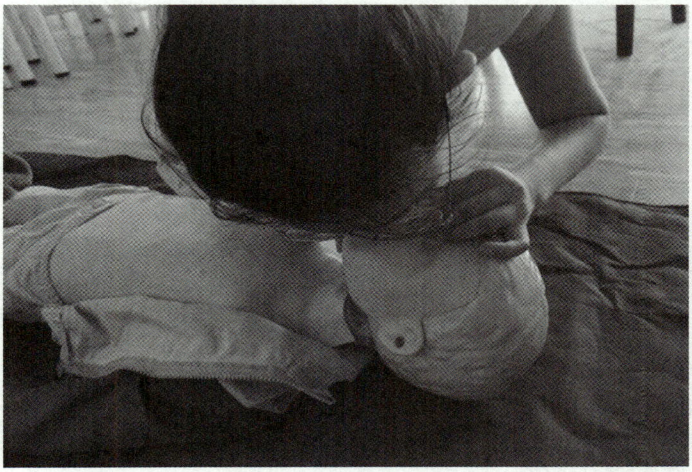

图 1-3　就地抢救

小案例

欧洲杯上演教科书式"黄金 4 分钟"紧急救援成功案例

北京时间 2021 年 6 月 13 日凌晨，欧洲杯 B 组丹麦与芬兰的小组赛进行至第 42 分钟时上演惊魂一幕，丹麦球员埃里克森在与他人没有任何身体接触的情况下突然倒地。在他倒地后的 14 分钟里，现场所有医务人员与丹麦队球员们一起完成了一场教科书式的紧急救援。

当值主裁安东尼·泰勒在埃里克森倒地 5 秒内吹停比赛，并立即示意医疗人员入场救治；丹麦队队长克亚尔第一时间对埃里克森进行基础抢救；医疗人员抵达现场后对其施以心肺复苏术（CPR），并启用自动体外除颤仪（AED），抓住了猝死抢救的“黄金4分钟”。14分钟后，埃里克森戴着氧气面罩被担架抬离球场。13日，丹麦足协发表声明称，埃里克森的身体状况稳定。

知识链接

急救用品清单

1. 消毒纱布和敷料若干。
2. 三角巾和吊带。
3. 木质夹板。
4. 橡皮管1～2根。
5. 脱脂棉若干。
6. 抗生素药膏、烫伤膏等。
7. 剪刀、镊子。
8. 医用滴眼剂。
9. 冰袋。
10. 安全火柴。
11. 手电筒。
12. 碘伏消毒剂。

二、婴幼儿伤害的预防

婴幼儿伤害预防策略遵循“4E”原则：教育（education）、工程（engineering）、强制（enforcement）和经济（economic）。预防策略的实施包括以下几个方面。

（一）政府行为

在政府的领导下，形成全民参与的状态，政府制定婴幼儿伤害预防控制的策略、措施、方案和法律法规等，各部门明确分工，相互协调，消除某些可能导致意外伤害的危险因素。

（二）居民行为

居民行为即生活方式、心理、行为和习惯的改进，特别是加强婴幼儿和家长的安全教育，改变不良的习惯与行为，提高婴幼儿和家长的预防意识，进一步强化伦理、道德观念上的自我提防意识，让大家知晓很多意外伤害是完全可以预防的。居民行为方面的婴幼儿伤害预防主要包含以下四点。

1. 进行婴幼儿伤害监测

收集有关婴幼儿意外伤害发生率的数据，研究危险因素，对伤害发生的原因进行评价，有针对性地制定预防措施，同时持续监测发生率的变化。

2. 开展安全教育

多部门、多途径、多形式开展婴幼儿安全教育培训，尤其要针对发生率较高的意外伤害进行培训，提升家长的安全意识，增强家长对婴幼儿意外伤害的防范意识。安全教育主要包括婴幼儿安全教育与家长安全教育。

（1）婴幼儿安全教育。

教育婴幼儿遵守交通规则，不闯红灯，不在车水马龙的马路边玩；不单独到江河、鱼塘中戏水，游泳时一定要有大人陪伴；禁止玩危险物品和游戏，以防止伤害；不要吃未洗干净的蔬菜和瓜果；不要到厨房里玩耍，以免被热油、热汤、开水烫伤。

（2）家长安全教育。

加强对家长特别是家住郊区的家长的婴幼儿安全意识教育，这是减少意外伤害的有效措施。宣传有关婴幼儿意外伤害的防范措施，指导家长加强对婴幼儿的看护，教育家长加强危险源的管理，如对农药、灭鼠药和其他各种药品要注意妥善保管；新鲜蔬菜、瓜果清洗时浸泡时间要长，瓜果应洗净削皮食用；灭鼠药必须晚上投放早晨收起，严防婴幼儿误服；妥善放置各类药品，例如成人用药（如避孕药）、外用药、镇静安眠药等要上锁保管，以免婴幼儿误服；热汤、热油、热水瓶要放在婴幼儿不易拿到的地方，年轻父母在给婴幼儿洗澡时，应先往盆中放凉水，然后再加热水，以免引起烫伤。因为意外伤害具有突发性，所以应向家长讲解及示范紧急处理方法，如婴幼儿心肺复苏术、外伤的基本救护和创口包扎法、气管内异物急救方法、误服毒物后的催吐法，可通过讲解、示范、讲座等多种形式让其学习各种急救知识，提高家长的防范意识。

3. 开展多维度的意外伤害干预措施

各部门、各机构可以紧密结合，开展意外伤害宣传、预防咨询，加强对婴幼儿的看护，如托幼机构需要制定相应的意外伤害应急预案。

4. 改善环境

不断改善自然环境和社会环境，排除家庭、托幼机构和社会中存在的安全隐患，并做好提醒标记，为婴幼儿营造一个安全健康的环境，尽可能减少婴幼儿可能发生的意外伤害。

知识链接

安全社区

安全社区的概念（国际）：指建立相关组织机构，社区内有关部门、企业、志愿者和个人共同参与伤害预防和安全促进工作并持续改进，以实现安全健康目标的社区。

安全社区的理念如下：

（1）基本原则：人人都享受安全，人人都享受健康。

（2）基本理念：所有类别的伤害预防。

（3）方式：资源整合，全员、全过程、全方位。

（4）内容：涵盖生活、工作、环境等诸多领域。

（5）目的：降低伤害。

（6）模式：持续改进。

安全促进项目重点应针对高危人群、高风险环境和弱势群体，并考虑下列内容：

（1）交通安全；

（2）消防安全；

（3）工作场所安全；

（4）家居安全；

（5）老年人安全；

（6）儿童安全；

（7）学校安全；

（8）公共场所安全；

（9）体育运动安全；

（10）涉水安全；

（11）社会治安；

（12）防灾减灾与环境安全。

我国安全社区建设的情况：我国从 2002 年开始引入国际安全社区理念，截至 2018

年12月3日，中国（不包括港澳台地区）已建成117家国际安全社区。例如，2010年，WHO认定我国上海卢湾区为“国际安全社区”；上海市杨浦区延吉新村于2012年创建成为“国际安全社区”，2017完成了复评工作，着力打造“党建引领、文化再造、自治善治、平安宜居”的睦邻家园。

本章小结

本章主要介绍了伤害的概念、分类和婴幼儿意外伤害的危害；婴幼儿意外伤害的原因和特征；婴幼儿意外伤害的急救原则、急救步骤；婴幼儿意外伤害的预防措施。通过本章内容的学习，学生可以掌握伤害的概念和婴幼儿意外伤害的危害、婴幼儿意外伤害的原因和特征，在面临婴幼儿意外伤害时，能够进行第一时间的救护，并能够知晓如何进行常见意外伤害的预防。

同步练习

一、不定项选择题

1. 婴幼儿意外伤害中发生比例最高的是（　　）。

A. 溺水　B. 烧烫伤　C. 跌落伤　D. 撞击伤　E. 触电

2. 在婴幼儿现场急救中，（　　）是最重要的原则。

A. 冷静面对，确保现场安全　B. 不要自作主张

C. 不要随意搬动婴幼儿　D. 伤情判断

E. 及时送医

3. 在现场急救中，第一步需要做的是（　　）。

A. 安放体位　B. 评估患儿的生命体征

C. 心脏按压　D. 人工呼吸

E. 观察瞳孔变化

4. 患儿的生命体征不包括（　　）。

A. 呼吸　B. 脉搏　C. 血压　D. 体温　E. 瞳孔

5. 患儿发生心源性猝死后（　　）分钟，是挽救生命的重要时间。

A. 3　　B. 4　　C. 5　　D. 6　　E. 7

二、判断题

1. 伤害预防策略的“4E”原则中的第一个 E 是教育（education）。（　　）

2. 在发生触电时，首先应该切断电源，用绝缘物体使孩子脱离电源然后再进行救护。（　　）

3. 腹泻患儿在未确定炎症性质前服用泻药，可以使毒素排出，减轻肠道炎症。（　　）

4. 遇到危重患儿，先判断患儿生命体征、瞳孔和意识状况。（　　）

5. 如果患儿发生意外伤害，都应先进行止血、包扎、固定和搬运；发生窒息或噎食，应迅速地使用海姆立克急救法抢救。（　　）

三、简答题

1. 简述伤害的概念与分类。

2. 简述婴幼儿意外伤害的急救原则。

3. 简述婴幼儿意外伤害的现场急救步骤。

四、思考题

1. 除了前述的意外伤害预防措施，还有哪些预防措施或者行为？

2. 如果你是托幼机构的教师，需要知晓哪些意外伤害的应急处理流程？

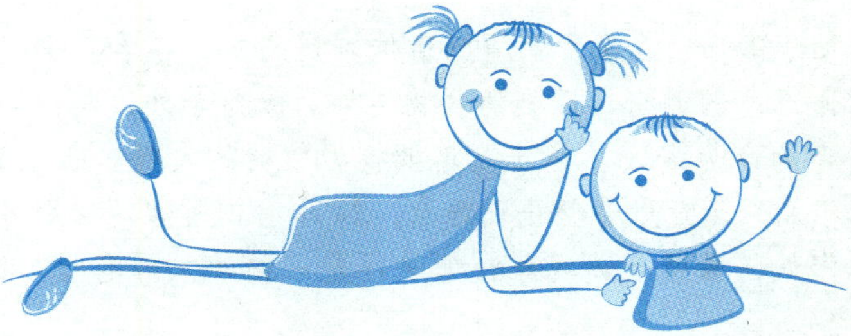

第二章　婴幼儿安全常识

学习目标

知识目标

1. 了解婴幼儿消化系统的特点。
2. 了解婴幼儿饮食安全的常见误区。
3. 掌握家庭、公共场所、户外、托幼园所和道路中常见的安全隐患。
4. 掌握家庭、公共场所、户外、托幼园所和道路意外伤害的防范要点。

能力目标

能够进行家庭、公共场所、户外、托幼园所和道路常见意外伤害的应急处理。

素养目标

1. 通过饮食安全、居家安全和环境安全的学习，树立婴幼儿生命安全第一的意识。
2. 通过应急技能的学习，在处理伤情的同时关注患儿内心的情感变化。

案例导入

幼儿园食物中毒事件

广东省东莞市某幼儿园发生食物中毒事件，70名幼儿需要住院治疗，所幸无重症和死亡病例。市疾控中心调查认为，这是一起疑似食源性疾病暴发事件，可能的致病因子是沙门氏菌污染食物。常见的引起食物中毒的病毒包括轮状病毒、诺如病毒、札如病毒等。其中，诺如病毒引发的胃肠道传染病，近些年发生量明显增加。诺如病毒引发的胃肠道传染病又叫“冬季呕吐病”。该肠道传染病可以通过食用被诺如病毒污染的食物传播。除冬季外，其他季节也均有发生。感染诺如病毒的多为老人、婴幼儿等抵抗力较弱的人群。感染诺如病毒的症状与食物中毒相似，儿童患者呕吐较普遍，24 小时内可腹泻 4 至 8 次。

问题：你如何看待上述现象？如果你是一位幼儿园老师，你会如何处理食物中毒事件？

第一节　饮食安全

一、婴幼儿消化系统发育特点

食物供给是人类一切活动的基础，食物需要经过消化被人体吸收利用。消化是将食物分解为可以被吸收的成分的过程，吸收是营养成分进入血液的过程，食物的消化和吸收由消化系统完成。

消化系统主要由消化管和消化腺体组成。消化管从口腔、咽部、食管、胃部到小大肠；消化腺体主要由唾液腺、胃腺、肠腺、胰腺和肝脏组成。如图 2-1 所示。消化系统的主要功能是消化吸收并把食物残渣排出体外。

（一）乳牙

婴幼儿 6 个月左右开始长乳牙，2 ～ 3 岁乳牙全部萌出，共 20 颗。6 岁开始出现第一磨牙，即六龄齿，7 ～ 12 岁乳牙脱落，恒牙萌出，共 28 ～ 32 颗。乳牙的结构和钙化程度不成熟，致密度不高，牙齿的窝沟点隙较多，容易发生龋坏，早发现和早治疗是防止乳牙早失和恒牙龋坏错位的重要措施。乳牙的咀嚼能促进食物中营养物质的吸收、下颌骨的发育和面容的和谐发展。婴儿从出生到 2 岁半是乳牙发育的重要时期，5 ～ 6 个月可以尝试“手拿食”，比如磨牙饼干、烤馒头片等；要根据婴幼儿月龄的发育特点，添加适合婴幼儿的辅食，并让幼儿学会正确刷牙，早晚两次，养成良好的口腔卫生习惯。

（二）胃

胃上端开口贲门与食管相连接，下端开口幽门与十二指肠相连接，是一个平滑肌构成的囊性器官，有诸多皱襞，食物进入胃之后，胃通过蠕动使胃液和食物混合，最后，胃内容物慢慢进入十二指肠，这个过程也称为胃的排空，一般胃排空的时间为 3 ～ 4

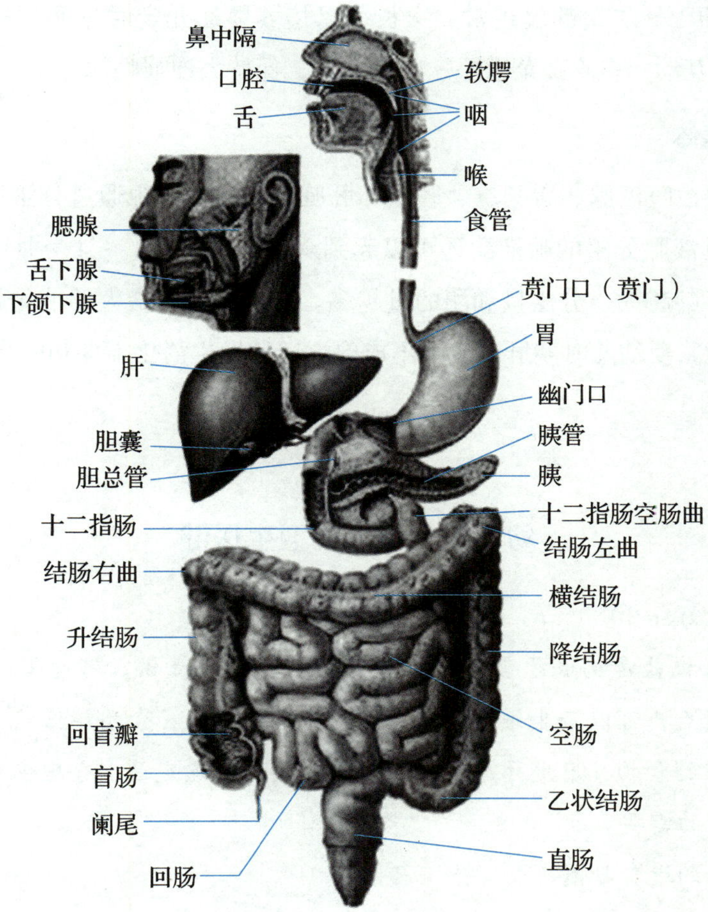

图 2-1 消化系统的组成

小时。1 岁以内的婴儿，贲门括约肌没有发育完善，胃部处于水平位，胃容量小，食管不够长，容易发生溢奶，或者食物反流的现象。家长要注意培养幼儿良好的饮食习惯，定时定量、少吃零食、不偏食挑食、不吃过冷过热的食物。

（三）小肠

小肠是消化管中最长的肠管，分为十二指肠、空肠和回肠。食物在小肠内经过消化液的消化，完成消化吸收的基本过程，这是营养物质吸收的主要过程。小肠壁内表面有许多小肠绒毛，因为绒毛的存在，增加了小肠的吸收面积。婴幼儿小肠壁薄，加上绒毛吸收面积大，因此较成人容易发生食物中毒。

（四）大肠

大肠的主要功能是吸收由小肠送来的食物残渣中的水分、无机盐，暂时储存粪便。粪便在直肠聚集到一定数量后，通过排便反射向神经系统发出指令，由肛门排出粪便，婴幼儿一天排便 1～3 次都属正常。家长可以培养婴幼儿定时排便的习惯，保证每天 1～2 小时户外互动，多吃蔬菜水果、膳食纤维，保持大便通畅。

（五）消化腺体

消化腺主要由唾液腺、胃肠腺、胰腺和肝脏组成。消化腺通过分泌消化液促进食物的消化吸收，唾液腺分泌的唾液酶还可以起到杀菌的作用。3～4 个月的婴儿，唾液分泌开始增加，年龄越大，分泌量和酶的量越多。肝脏是人体最大的消化腺体，有分泌胆汁、解毒等功能，婴幼儿时期肝脏发育不成熟，容易发生消化不良和中毒等事件。

知识链接

幼儿消化系统的卫生保健

1. 注意保护好乳牙

钙、磷等无机盐是构成牙齿的原料，需要由饮食来提供。可适当让婴幼儿晒晒太阳，紫外线照射后，可以产生维生素 D，促进钙磷的吸收；食用烤馒头片、面包干等较硬的或纤维较粗的食物，磨磨牙床，促进牙齿萌出；定点定量，合理安排营养，不暴饮暴食且满足生长的需要。

2. 养成良好的进食习惯

细嚼慢咽，有利于食物与消化液充分混合，能减轻肠胃负担，促进人体对营养素的吸收，还可使食欲中枢及时得到饱的信号，避免过量饮食；不比赛吃饭或边吃边玩，不吃汤泡饭，饭前不大量饮水。

3. 注意肠道卫生

注意饮食卫生，防止病从口入；不挑食、偏食，注意吃零食的时间；让孩子有个愉快的进餐情绪；饭前饭后不做剧烈运动，饭前应安排幼儿进行室内较安静的活动，饭后宜轻微活动，如散步，1～2 小时后方可进行体育活动；培养定时排便的习惯，不要让幼儿憋着大便；多吃水果，多喝水，多做运动，促进肠道蠕动，防止习惯性便秘。

二、婴幼儿的营养需求

（一）营养的主要来源

食物是人体营养素的主要来源，是人体生长发育的物质基础，对于婴幼儿来说，食物除了提供营养外，还能促进其生长发育。

（二）营养素的分类

营养素是食物中所含的能维持生命、促进机体生长发育的化学物质。营养素主要分为以下几类。

1. 宏量营养素

宏量营养素包括三大供能营养素，即碳水化合物、脂类和蛋白质，以及钙、磷等无机盐。

2. 微量营养素

微量营养素是相对宏量营养素（大量营养素）而言的，在人体中含量极少，低于人体体重的 0.01%。人体每日对微量营养素的需要量很少，但是又必不可少，如铁、硅、锌、铜、碘、溴、硒、锰等。

3. 其他膳食成分

膳食纤维也是人体所需的成分。

（三）0～1 岁婴幼儿的营养需求特点

6 个月内的婴儿以奶为主要食物来源，母乳是婴儿最理想的天然食品，含有丰富的营养素、免疫球蛋白和水分，能够满足 6 个月内宝宝的营养需求。母乳喂养经济、方便、省时和卫生，有利于婴幼儿的生长发育。但同时也要注意按需哺乳，因母乳中缺乏维生素 D3，所以应在医生的指导下，给宝宝每天补充至少 400 国际单位的维生素 D3，促进钙质的吸收，一般不额外补充钙剂。6 个月后，单一的母乳或者奶粉喂养已不能完全满足婴儿的生长发育所需，需要在其基础上添加其他营养丰富的食物，通过添加适合宝宝月龄的辅食，促进其味觉的发育，使宝宝通过咀嚼、吞咽等动作，促进消化系统的发育，养成不挑食、不偏食的习惯。过早或者过迟添加辅食都会影响宝宝的生长发育。

（四）1～3 岁婴幼儿的营养需求特点

婴幼儿喂养是指从出生到 3 岁的母乳喂养、添加辅食、合理膳食和饮食行为习惯的培养等过程，在生命最初的 1 000 天，科学良好的喂养是促进婴幼儿健康成长的重要措施，也能为其一生的发展奠定良好的物质基础。

1 岁后，鼓励幼儿尝试家庭膳食，每天与家人共同进餐 3 次，并加餐 2 次。继续母乳喂养，在辅食制作时，需要添加谷薯类、豆类、坚果类、动物性食物、维生素 A 丰富的蔬果、奶类和奶制品等，每天添加辅食的种类不少于 4 种，至少包括一种动物性食物、一种蔬菜、一种水果、一种谷薯类食物。1 岁后，可以吃软烂饭；2 岁后，可以接近家庭日常饮食。2～3岁基本可以独立进食。

从哺乳到喂食到自主进食到家庭同桌吃饭，这个过程有利于婴幼儿大动作和精细动作的发展，有利于亲子关系的建立，能够促进婴幼儿情感、认知、语言和交流能力的发展。大人在幼儿进餐时，不要观看电脑、手机等电子产品，少说话，进餐时间控制在30分钟左右，不要强迫幼儿进食。

家长要定期进行婴幼儿生长发育和营养状况评价，到社区卫生服务中心对婴幼儿进行体格健康检查，了解婴幼儿发育情况和营养状态，及时获得科学喂养指导，在医生的指导下，合理调整婴幼儿饮食行为。

（五）3～6岁幼儿的营养需求特点

3～6岁幼儿生长发育速度较0～3岁婴幼儿稍有下降，但营养需求依然旺盛，对食物表现出一定的自主性，容易出现挑食和偏食、进食不专心、用餐时间延长等问题。这个年龄段幼儿的膳食需注意以下几点：食物多样化，谷类为主；多吃新鲜水果和蔬菜；经常吃适量的鱼、禽、蛋、瘦肉；每天饮奶，常吃大豆及豆制品；膳食清淡少盐，正确选择零食；食量与体力活动平衡，保证正常体重增长；不挑食，不偏食，培养良好的饮食习惯；吃清洁卫生、未变质的食物。

三、婴幼儿饮食安全的常见误区

（一）误区一：喂食咀嚼后的食物

有些妈妈觉得宝宝的消化系统还没有发育完善，不能自己咀嚼食物，就咀嚼后再喂宝宝，其实，按照月龄为婴儿添加适合消化系统功能的辅食，更加有利于乳牙和胃肠的发育。

（二）误区二：为婴幼儿提供成人营养品

全面补充营养品是必要的，但是需要注意食物的成分和数量，有些家长会给宝宝吃燕窝、人参等补品，反而加重了宝宝的肠胃负担，不利于其消化系统的发育。

（三）误区三：从来不敢给孩子吃生的食物

有些家长认为，加热后的蔬菜比生冷的蔬菜对身体刺激小，但其实蔬菜加热后营养流失严重，有时生吃蔬菜能更有效地为机体提供营养，提供炒菜的同时，可以以沙拉的形式补充生蔬菜，生蔬菜含有酶类，酶也有促进消化的作用。

（四）误区四：多吃肝脏好

肝脏是补铁之王，铁可以促进血红蛋白的形成，但是肝脏也是分解毒素的重要器官，其中的金属和药物含量要比其他器官高。对于身体发育尚未完善的婴幼儿来说，食用肝脏每周不要超过25克，不缺铁的婴幼儿没有必要经常吃肝脏，注意饮食均衡就好。

四、婴幼儿食物中毒

婴幼儿发生食物中毒常常表现为急性胃肠道症状：以恶心、呕吐、腹痛、腹泻为主，常伴有发热、脱水休克、酸中毒或者昏迷等全身症状。有时也表现出肉毒中毒症状：运动神经麻痹症状比较多见，以眼肌和咽肌瘫痪为主，发生运动功能障碍。

（一）食物中毒的处理原则

当怀疑发生食物中毒时，应立即让婴幼儿停止食用该食物，并妥善保存食物，避免他人误食。对发生中毒的轻症患儿可采用催吐法进行治疗，让有毒物质尽快排出。重症者立即送医救治。

（二）食物中毒的急救流程

食物中毒的紧急救治方法主要是催吐、洗胃、导泻、解毒，还要让患儿多饮水，尤其是含盐饮料或糖盐水，及时补充体内丢失的电解质。

1. 催吐

如果幼儿中毒不久（食入毒物1～2小时），且无明显呕吐症状，可采用此方法。用干净的手指放在喉咙深处轻轻划动，也可用筷子、汤勺等。同时可以让幼儿喝一些盐水，以补充水分和洗胃，特别是在野外误吃了有毒的蘑菇时，要第一时间催吐。此方法对神志不清者禁用。

2. 洗胃

重症患儿应及时送医，由医务人员进行洗胃，防止毒物被吸收。

3. 导泻

服用泻药，促使毒物尽快排出体外，若患儿已经出现中毒引起的严重腹泻则不能使用此法。

4. 解毒

运用解毒食物或者药物来减轻中毒症状。

5. 补液、抗炎、抗休克

腹泻频繁会引起脱水，应让幼儿多饮水以补充电解质，并进行抗休克治疗，若腹痛明显，还需要解痉、镇痛等。

第二节　居家安全

一、家庭常见意外伤害

家庭并不是最安全的地方，婴幼儿意外伤害大多发生在家里，家里的角落都存在着危险因素。婴幼儿在家庭中常常出现跌落伤、烧烫伤、异物入体、误食、中毒等意外伤害。

（一）跌倒、跌落

在家庭中，由于地面有杂物、攀爬沙发等物品、地面潮湿等原因，婴幼儿容易发生跌倒、跌落，常常出现擦伤、淤青、头部外伤、头部撞伤、胸背部撞伤等外伤，受伤程度有小有大，应根据病情的轻重进行救护。

（二）高空坠落

高空坠落是非常严重的一种意外伤害，家庭中以下安全隐患易导致高空坠落：宽大的飘窗，没有护栏，窗户可以随意打开；阳台窗户可以随意打开，阳台的栏杆间隙过大，阳台或者窗台边放了易于攀爬的物体。一旦发生高空坠落，应立即拨打 120，同时快速检查伤情，判断婴幼儿的生命体征，若没有呼吸心跳，需要立即实施人工心肺复苏术，恢复心跳和呼吸后，再进行创伤的止血、包扎和固定等操作，同时严密观察患儿的生命体征、瞳孔大小和意识状态。

（三）异物入体、误食、中毒

婴幼儿因为自我控制能力差，认知能力还未健全，在家庭中常常发生异物入体、误食和中毒。相关的家庭安全隐患如下：卫生间化妆品、洗衣液和洁厕液摆放随意；小部件玩具和坚果类食品放置在婴幼儿容易触及的地方；清洁剂和调料放在婴幼儿容易触及的地方。当发生异物入眼的时候，不要揉，可尝试利用泪水将异物冲出，再用生理盐水冲洗眼睛，无效时立即就医。异物入耳，可采用光诱法、淹毙法、单脚跳、棉球吸出、钳取等方法。异物进入气管，小婴儿可采用拍背压胸的方法促使气道异物排出，对有意识的幼儿可以采用海姆立克急救法排出异物，还需要拨打 120。误食化学物品，要立即拨打 120，还要进行催吐，并带药瓶和呕吐物送医。对于煤气中毒（一氧化碳中毒）的婴幼儿，先打开门窗，禁止开关灯等、点明火，关闭煤气总阀门，把患儿移到空气新鲜处，解开衣领裤袋，保持呼吸道通畅，注意保暖，对心搏停止患儿实施人工心肺复苏术。

小案例

诺诺，女，3 岁。一天睡觉前诺诺出现了不明原因的发烧、嗜睡、呼吸困难、抽搐等症状，经过家长反复排查，发现抽屉里的“地芬诺酯”少了 80 片，爸爸妈妈赶紧带她去医院急诊科检查。经血液检测，诺诺的血液中含有大量的“地芬诺酯”，原来诺诺把药品当成糖衣片吃掉了。

（四）烧伤、烫伤

在家庭中，也常常会发生烧伤、烫伤等意外伤害。相关安全隐患包括餐桌上的热汤、电热毯、暖水袋、小电器、煤气灶、热水瓶和取暖设备等。对于烧伤、烫伤的儿童在急救之前应明确“五不原则”：（1）在确保自己安全之前不要开始急救；（2）不要在烧伤处自行涂抹药膏、油，或者覆盖敷料等物品；（3）不要在烧烫伤处直接用冰袋冷敷；（4）不要长时间冷水浸泡；（5）水疱不要自行戳开。

一般家庭烧伤的救护遵循“冲脱泡盖送”五步法。

1. 冲

第一时间用水龙头对烧伤处进行冲洗，水流要缓慢，可冷水冲至疼痛消失，注意水温不要低于 −6℃。

2. 脱

冲水后可脱出能够脱出的衣物，如果烧伤处有衣物粘连，不要强行脱出，应用剪刀剪开。

3. 泡

在无法冲洗的情况下，可用清洁的凉水浸泡患处，直到疼痛消失，勿用冰水。

4. 盖

用干净的布覆盖患处，患处冲泡后不要涂抹任何药物或者牙膏、酱油等物，也不要覆盖敷料，以免引起伤口的感染。

5. 送

尽早将患儿送到医院进行救治，转运过程中注意保暖。

二、家庭安全防范

（一）卫生间安全防范

婴幼儿在洗澡时，需要看护者密切看管，及时将盆内的水倒掉，关闭马桶盖，以免婴幼儿发生溺水。洗澡前应试水温，先放冷水，再放热水，防止烫伤。

（二）卧室安全防范

婴幼儿睡眠尽量与父母同房不同床，在增强亲子关系的同时，避免窒息事件的发生；选择适合婴儿的床垫和床，不要放玩具，当婴儿会站立时，婴儿床的床垫应调整至下方，防止婴儿坠床；小物件放置在婴幼儿无法触及的地方，不要让婴幼儿独自进食坚果和果冻等圆滑食物。

（三）楼梯、阳台、窗台安全防范

在楼梯口和最高处安装安全栅栏门，固定好的同时放上铃铛，窗台也要安装防护窗栏；不要把婴幼儿独自留在家中，窗台和阳台不要放可以攀爬的物体；栅栏间隙不大于10cm；不要让婴幼儿独自在窗台和阳台玩耍。

（四）厨房安全防范

厨房安装烟雾报警器和燃气报警器，定期检查燃气管道，禁止改装燃气管道，如有漏气现象，立即让专业人员上门检修；不要将热的食物和液体放在桌子和灶台的边缘，做饭时可把孩子放在目光范围内的椅子上，或者在家庭中安装游戏围栏；将洗洁精和调味料放在高处，不要让婴幼儿触及；进行火灾安全逃生教育和演练。

（五）客厅安全防范

将电视固定在墙上，橱柜也固定在墙面上，固定好不稳定的家具，防止重物翻倒。

（六）其他安全防范

选择材质安全的玩具，避免铅超标的玩具；选择符合婴幼儿年龄和认知发展水平的玩具；带电池的玩具要及时更换电池；仔细阅读说明书和警示标识。

准备一个家庭药箱，区别儿童药物和成人药品，并定期检查是否过期；将药箱放在高处婴幼儿不能触及的地方；仔细阅读婴幼儿用药说明书，遵医嘱用药。

第三节　环境安全

一、托幼机构环境安全

托幼机构教育不仅仅有知识的教育，还有安全的教育，安全的教育往往要放在知识和技能教育的前面，没有生命安全，就无所谓后者。

（一）跌落、跌倒、坠落

幼儿天性活泼好动，特别是男童，活动量大，喜欢奔跑，在追逐中容易发生跌落、跌倒、坠落。托幼机构中的教室窗台，楼梯的拐角、扶手处，还有一些运动器材都存在安全隐患。发生意外伤害后，容易出现皮下、肌肉的血肿和头皮血肿；若有异物穿入软组织内，会导致出血、血肿或者感染，如果时间长未取出，会导致肉芽肿、异物迁移等继发损伤，因此一旦发生此类事故，应尽快取出；若发生四肢骨折，应及时拨打 120，进行有效的止血、包扎、固定和搬运，禁止揉搓、牵拉患肢，可以采取冰敷法止血消肿。

（二）扭伤

幼儿在托幼园所中发生扭伤时，可采取“警察”处理方法，即英文“ police”，由五项措施的英文首字母组成，包括“保护（protect）”“适当负重（optimal loading）”“冰敷（ice）”“加压包扎（compression）”“抬高患肢（elevation）”。

1. 保护

发生扭伤后会出现急性炎症，这时候应保护患肢，不再进行活动，要立即休息制动，以免造成二次损伤。有些人未重视受伤后对患肢的保护，继续活动或者运动，导致肿胀更加严重。

2. 适当负重

扭伤后的第二天可以向各个方向活动脚腕进行关节活动度的锻炼，并且逐渐增加负重，以促进康复。有些家长无法把握负重的程度，可求助于专业的康复科医生来指导患儿的恢复。

3. 冰敷

扭伤发生急性炎症的初期，24 小时内可以冰敷，冰敷的作用是使血管收缩，减慢局部血液循环，减轻疼痛的感觉，防止肿胀进一步发展及软组织出血等。冰敷的操作方法是：用毛巾包覆冰袋后置于患处，一次冰敷时间 20 ～ 30 分钟，往往是患处有麻木感就可以停止，休息 1 ～ 2 小时再冰敷一次，每天 3 ～ 4 次。

4. 加压包扎

加压包扎一般在损伤后的 48 小时内运用，这里教大家一个踝关节简单的“8”字包扎固定法：

（1）从脚背到足弓绕一圈；

（2）绕过足踝；

（3）再绕到足背；

（4）翻过足背，再绕到足踝；

（5）绕回足踝，完成。

注意包扎时应当松紧适度，不要影响足踝部的血液循环。注意观察，若有脚趾等出现皮肤颜色苍白、发冷的感觉，则需要拆去绷带。

5. 抬高患肢

受伤后尽量让踝关节处于高于心脏的水平，利用重力来帮助血液及组织液回流从而减少受伤部位的肿胀。

以上就是“警察”（police）原则的具体做法。不过生活中儿童扭伤踝关节后如果疼痛肿胀比较剧烈，还是建议先将其送到医院就诊，排除骨折和韧带损伤。

（三）运动安全防范

（1）根据婴幼儿的体能安排适合的运动体育项目。

（2）在初次运动前，了解婴幼儿的病史，如有无哮喘。

（3）在运动前，鼓励幼儿进行热身，在运动后，进行拉伸运动。

（4）运动前，戴好头盔、护腕等安全防护器具。

（5）在运动中，如果发生运动损伤，应立即停止。

（6）每周休息 1 ～ 2 天，不参加剧烈运动。

二、公共场所环境安全

这里讲的公共场所环境主要包括商场、超市等场所，这些场所看似安全，实际上也存在诸多的危险因素。

（一）跌落伤

在商场、超市中，最常见的跌落伤发生在自动扶梯处。乘坐扶梯时，重心不稳、怀抱孩子的姿势不对、背着婴幼儿、错误地推婴儿车、看手机、在扶梯上玩耍、逆向乘坐、在购物车上站立等，都是易导致跌落伤的潜在危险行为。在游乐场，玩滑梯、秋千时，不遵守秩序，不遵守安全规定，穿长裙、纱裙，都有可能发生跌落。

（二）挤压伤、夹伤

乘坐电梯或自动扶梯时，家长应具备一定的乘坐电梯或扶梯的安全意识，不要让孩子单独乘坐，最好让孩子站在家长的身体前方。

乘坐电梯时，不要将手放在电梯门旁，出入电梯时不要拖沓，防止被门夹伤。不要让婴幼儿拍打已经闭合的电梯门，如果门突然打开，婴幼儿的手很可能随着打开的门被夹进缝隙里。如果婴幼儿的手被夹进缝里，家长要镇定，不要按开门或关门键，否则会弄伤婴幼儿的手，要使劲地往外推门，在推门的瞬间把婴幼儿的手轻轻地拿出就可以了。

乘坐自动扶梯时，不要让婴幼儿穿过长的衣服，不要穿露趾鞋，绑紧婴幼儿的鞋带，不要踩在黄色安全警示线以及两个梯级相连的部位，不要将手放入梯级与围裙板的间隙内，不能将头部、四肢伸出扶手装置外，以免受到障碍物、天花板、相邻的自动扶梯的挤压或撞击。自动扶梯可能引起身体晃动，不要单手怀抱婴幼儿乘扶梯，容易造成婴幼儿跌落或夹伤。若携带婴儿车、手推车，应使用升降式无障碍电梯。在自动扶梯入口处靠近地面的地方有一个红色的紧急制动按钮，如果在自动扶梯运行过程中发生婴幼儿被夹等情况，可以按这个按钮，停住扶梯。

三、户外环境安全

对于婴幼儿来说，保证每天的户外活动对其身心健康具有重要的作用，灿烂的阳光和新鲜的空气能够释放其活泼好动的天性，促进其动作和认知的发展，但同时也要考虑其中的安全问题。

（一）溺水

1. 溺水的分类

溺水分为湿性溺水和干性溺水。湿性溺水是指患儿淹没于水中，首先是喉痉挛引起屏气反射，避免水进入呼吸道，由于缺氧，不能坚持屏气太久，后被迫深呼吸使水进入呼吸道和肺，引起缺氧和二氧化碳潴留，呼吸道内的水迅速进入肺内吸收到循环系统。而有些溺水时间长的患者，由于喉部持续痉挛而表现为干性溺水；这是最容易误诊的溺水类型，主要原因是喉头痉挛引起心脏反射性停搏，或者窒息、心肌缺氧导致心脏骤停，气道或者肺内几乎没有水。干性溺水者常见于游泳初学者、过敏体质者、5岁以下小孩、对外界刺激敏感者。

2. 溺水的现场救护

溺水的现场救护最重要的原则是尽快地恢复呼吸与心跳，减轻对脑和心肺功能的影响。

（1）拨打 120。急救的第一步就是通知 120，说清楚等待救援的地点和溺水者的情况。

（2）清理呼吸道。清理溺水患儿口鼻内的污泥、痰涕，救护者单腿屈膝，使溺水者俯卧于救护者的大腿上，借体位使溺水者体内的水由气管、口腔中排出，将溺水者头部转向侧面，以便让水从其口鼻中流出，保持上呼吸道的通畅，再将头转回正面。注意：此部分时间尽量缩短，因为进入肺部的水不易吐出，胃部的水不影响呼吸，不要耽误恢复通气的时间，也可能因为呕吐物的吸入造成二次窒息。

（3）实施心肺复苏术。评估患儿的生命体征，若无呼吸心跳，应立即实施心肺复苏术，帮助患儿建立循环和呼吸，增加血液中的含氧量，心肺复苏越早，急救效果越好。

（4）复苏后工作。如果通过人工心肺复苏术，患儿出现呼吸心跳了，则应严密观察患儿的生命体征，注意保暖，等待医护人员到来；如果没有出现呼吸心跳，需要继续实施心肺复苏术直到医护人员到来。

（二）叮咬伤

1. 蛇咬伤的急救

我国的蛇有 160 多种，较常见且危害较大的有眼镜蛇、金环蛇、蝮蛇、竹叶青、五步蛇等。蛇毒是一种澄清或者微黄的黏稠液体，主要成分为神经毒素、肌肉毒素和血液毒素三种。被蛇咬后，及时救治，可以避免或者减轻中毒症状，如果延误治疗，可引起不同程度的中毒，严重者会危及生命。蛇咬人会张开嘴，通常有一对大而深的齿痕，咬伤部位红肿剧痛，会出现呕吐、视物不清、呼吸困难和唾液分泌增多、出汗等症状，严重者会导致瘫痪、惊厥、肾功能衰竭和循环衰竭。蛇咬伤的急救方法如下：

（1）让患儿保持冷静，平卧，心脏高于被咬处，减慢毒素吸收。

（2）拨打 120，说出蛇的种类，如果蛇已死，则将蛇带给医生做参考。

（3）观察患儿的呼吸、心跳，如已停止，立即采取心肺复苏术。

（4）如果有毒牙留在伤处，拔出毒牙。

（5）局部缚扎，近心阻流，20 分钟放开 1 ～ 2 分钟，防止肢体坏死。

（6）冲洗伤口，用肥皂水或者清水冲洗。

（7）若医护人员不能及时赶到，救护者需要切开伤口吸出毒汁。以伤口的两个牙痕为中心，做十字切开，用吸乳器、火罐吸出毒汁。如果需要用嘴吸，则必须保证口腔内无黏膜破损，边洗边吐，再用清水漱口。

（8）处理完毕后，在伤口上覆盖一块干净的纱布或者绷带，并注意观察患儿。

2. 狗咬伤的急救

狗咬伤包括普通狗和疯狗咬伤，普通狗咬伤一般无生命危险，而疯狗唾液中含有的狂犬病毒会经过伤口或者皮肤进入机体侵入神经系统，引起严重的狂犬病。狂犬病发病率低，但是一旦发病，病死率几乎为100%。被狗咬伤，急救的同时尽早打狂犬疫苗，有效保护率能达到98%。

如果被狗咬伤，需要进行以下急救：

（1）立即用3%～5%肥皂水充分清洗伤口，再用清水冲洗干净，以最快的速度把沾染在伤口的狂犬病毒冲洗干净，冲洗时间至少30分钟，冲洗水量要大，水流要急。

（2）狗咬伤的伤口外口小，里面深，冲洗时尽量把伤口扩大暴露，用力挤压周围组织。

（3）最好用吸奶器或者火罐拔出局部血液，伤口不要包扎，不要上药，因为狂犬病毒是厌氧的，包扎上药会让伤口与氧气隔绝，病毒会大量繁殖。

（4）立即去医院注射狂犬疫苗、破伤风抗毒素和抗生素。

3. 猫咬伤的急救

猫的口腔中可能会有一种病原体，即钩端螺旋体，婴幼儿被猫咬伤，可能会染上这种病原体，而且有的猫也会携带狂犬病毒，所以，猫咬伤也要进行规范的急救处理。

如果被猫咬伤，需要进行以下急救：

（1）如果四肢被咬伤，立即用止血带在伤口的4～5厘米处扎紧防止毒素扩散，然后进行清创处理。头、躯干咬伤不需要用止血带。

（2）用清水或者1∶2 000高锰酸钾冲洗伤口，然后用碘酒或者5%苯酚擦拭伤口，或用75%酒精纱布覆盖在伤口上。

（3）立即去医院接受狂犬疫苗注射和抗生素治疗。

4. 蜂类蜇伤的急救

蜜蜂和黄蜂蜇伤（尾刺刺入皮内）一般表现为局部红斑、风团，1～2天后可自行消退，无全身症状。如果蜂刺留在伤口内（在红肿中心有一黑色小点），局部可能会引起化脓。黄蜂或者蜂群蜇伤会释放蚁酸、神经毒素和组织胺等物质，局部症状较重，可引起头晕、恶心、呕吐等，严重者可出现休克、昏迷或者迅速死亡，有的可发生血红蛋白尿，以致急性肾功能衰竭。有过敏体质的人，即使单一蜂蜇伤，也可引起荨麻疹、水肿、哮喘或过敏性休克。

如果被蜂蜇伤，需要进行以下急救：

（1）立即检查伤口，用小针挑拨或胶布粘贴法拔出毒刺。

（2）尽量将毒液挤出，再用火罐或者吸乳器吸出毒液。

（3）用清水、肥皂水、1∶5 000 高锰酸钾溶液或 3% 氨水冲洗伤处。

（4）疼痛难忍的患儿可以用冰袋进行冷敷，也可减少毒素的吸收。

四、道路环境安全

随着公共交通工具和私家车的普及，婴幼儿面临的交通环境安全问题也日益受到关注。

（一）挤压伤、踩踏伤

坐地铁或者公交车时着急上车，头探出私家车的车窗或天窗张望，都容易发生挤压伤；在拥挤的地铁或者公交车上，易发生踩踏伤。挤压伤应根据病情的轻重进行相应的应急处理，严重的需要及时就医。踩踏事件最好的自救方法是联合前后左右的人进行“人体麦克风法”，与周围的人一起喊“后退”，让外围的人加入呼喊，最外围的人迅速撤离疏散，不要逆流往外冲。

（二）车祸伤

发生车祸的人为原因主要包括酒后驾车、疲劳驾驶、单手接听电话、超速行驶、未与前车保持安全距离等违规违法行为，天气原因主要有大雨、大雾、冰雹、大雪等，此外还有车辆故障、抛锚、爆胎等情况。车祸伤存在不同程度的创伤，应根据伤情的轻重进行处理。对于婴幼儿来说，值得一提的是安全座椅的选择和乘坐，安全座椅应该根据婴幼儿的年龄和体格进行选择，按照说明书进行安装和正确乘坐，并定期检查安全座椅。

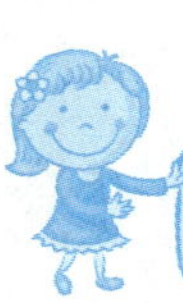

本章小结

本章主要介绍了饮食安全、居家安全和环境安全三部分内容。饮食安全从婴幼儿消化系统的特征出发，分别介绍了 0～1 岁、1～3 岁、3～6 岁幼儿的营养需求特点；常见的喂养误区；发生食物中毒时，如何进行应急处理。居家安全分别介绍了家庭中常见的意外伤害与其应急处理，强调了客厅、卧室、厨房和卫生间等存在的安全隐患和防护措施。环境安全主要介绍了托幼机构、公共场所、户外和道路环境安全，分别从安全隐患、伤害发生的原因、应急处理和预防等方面进行阐述。

同步练习

一、不定项选择题

1. 乳牙长齐后，共有（　　）颗。

A. 18　　B. 20　　C. 24　　D. 28　　E.30

2. 婴儿（　　）个月时可以添加辅食。

A. 6　　B. 8　　C. 10　　D. 12　　E. 14

3. 幼儿（　　）岁基本可以自主进餐，进行家庭膳食。

A. 1 ～ 2　　B. 1 ～ 1.5　　C. 2 ～ 3　　D. 2.5 ～ 3　　E. 3 ～ 4

4. 下面不是烧烫伤的救护方法的是：（　　）。

A. 冲　　B. 涂　　C. 脱　　D. 泡　　E. 盖

5. 发生车祸的常见原因不包括（　　）。

A. 酒驾　　B. 大雪天气　　C. 大雾天气　　D. 开车时玩手机　　E. 认真开车

二、判断题

1. 婴幼儿胃排空的时间约为 3 ～ 4 小时。（　　）

2. 微量营养素是相对宏量营养素（大量营养素）而言的，如铁、钙、锌、铜等。（　　）

3. 加热后的蔬菜比生冷的蔬菜对身体刺激小，建议蔬菜都要加热后给宝宝食用。（　　）

4. 发生煤气中毒时，先打开门窗，开灯后，关闭煤气总阀门，把患儿移到空气新鲜处。（　　）

5. 溺水现场救护最重要的原则是尽快地恢复呼吸与心跳，减缓对脑和心肺功能的影响。（　　）

三、简答题

1. 简述婴幼儿的营养需求特点。

2. 简述婴幼儿扭伤的处理方法。

3. 简述婴幼儿狗咬伤的急救方法。

四、思考题

1. 你觉得家长应如何做好婴幼儿的安全教育？

2. 假如你是一名托幼机构教师，你觉得还有哪些涉及婴幼儿的安全问题？

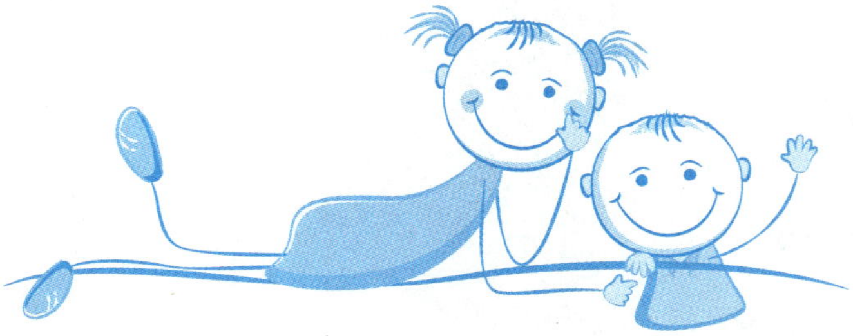

第三章　婴幼儿窒息预防与处理

学习目标

知识目标

1. 了解婴幼儿窒息的原因及症状。
2. 掌握窒息的救助原则。
3. 掌握窒息的预防措施和安全管理。

能力目标

1. 能够对婴幼儿窒息进行正确的急救处理。
2. 能够识别窒息危险因素并加以整改。

素养目标

1. 加强婴幼儿家庭设施安全管理，防患于未然。
2. 加强保育师安全照护意识，增强托育机构安全教育职能。

案例导入

上海男童噎食窒息案

2018 年 3 月 2 日，元宵节，悠悠在幼儿园发生了噎食窒息，幼儿园紧急拨打 120，担心救护车会晚到，园方决定自行送医救治，直到悠悠暂时脱离危险时，才通知家长。之后的两个月里，悠悠躺在儿童重症监护病房，父母日夜陪伴期待奇迹出现。2018 年 5 月 2 日，悠悠因器官衰竭去世。

2018 年 8 月 30 日，6 岁男童悠悠噎食窒息导致的生命权纠纷案在法院开庭。一审庭审主要围绕在本次事件中幼儿园方是否尽到监护儿童和进行急救的责任展开。2018年9月29日上午9点，法院对该案二次公开庭审，原被告双方在幼儿园施救时间、施救方法、幼儿园管理方式等多方面展开激烈辩论，原告方指出悠悠的死亡与园方错误的抢救措施有关。

庭审最后，法庭征求原被告意见，双方均表示不愿意接受调解。法院要求双方在规定期限内提供补充证据，并于2018年9月29日下午5时结束庭审。

问题：你怎样看待这次事故？如果时间可以倒回，怎样做可以挽回孩子的生命？

第一节 窒息概述

一、窒息的流行病学

窒息（asphyxia）是指人体的呼吸过程由于某种原因受阻或异常导致全身各器官组织缺氧、二氧化碳潴留而引起的组织细胞代谢障碍、功能紊乱和形态结构损伤的病理状态。

据统计，窒息是1岁以下婴儿最主要的致死原因，占婴儿意外死亡原因的90%。因为婴幼儿的器官比较小，无法把食物嚼得很碎，喜欢把东西放进嘴里咬等原因，婴儿和2～3岁的幼儿最容易发生窒息意外。而窒息一旦发生几乎没有入院急救的机会。儿童的窒息根据年龄可分为新生儿窒息和婴幼儿意外窒息两种情况。

新生儿窒息是指由于产前、产时或产后的各种病因，胎儿缺氧而发生宫内窘迫，或娩出过程中发生呼吸、循环障碍，导致出生后1分钟内无自主呼吸或未能建立规律呼吸，以低氧血症、高碳酸血症和酸中毒为主要病理生理改变的疾病。新生儿窒息是胎儿出生后最常见的紧急情况，必须积极抢救和正确处理，以降低新生儿死亡率及预防远期后遗症。

婴幼儿意外窒息指各种意外原因引起呼吸道部分或完全堵塞，影响正常的气体交换而导致的缺氧，严重者可导致死亡。婴幼儿意外窒息的症状主要有：呼吸极度困难，口唇、颜面青紫，心跳加快但微弱，患儿处于昏迷或者半昏迷状态，发绀明显，呼吸逐渐变慢而微弱，继而不规则直到呼吸停止，心跳随之减慢而停止，瞳孔扩散，对光反射消失。

知识链接

新生儿窒息

新生儿窒息是指新生儿出生时或出生后数分钟内，不能建立正常自主呼吸，出现缺氧，并导致全身多器官损伤，是新生儿致残和死亡的重要原因之一。新生儿窒息可由多种因素导致，包括胎盘老化、脐带绕颈及分娩中的非正常状况等。其中，产前因素包括孕母有慢性或严重疾病，如严重贫血、糖尿病、高血压等，以及吸毒、吸烟、多胎妊娠等，易导致新生儿窒息；早产儿或巨大儿，也容易出现窒息。因此，有相关高危因素的孕妇应尽早干预，防止出现新生儿窒息。

二、窒息的原因

人体的呼吸过程是由三个相互衔接并且同时进行的环节来完成的，一是外界空气与肺泡之间以及肺泡与肺毛细血管血液之间的气体交换，这称为外呼吸；二是气体在血液中的运输，通过血液的运行，一方面把肺部摄取的氧及时运送到组织细胞，另一方面又把组织细胞产生的二氧化碳运送到肺毛细血管以便排出体外；三是血液与组织细胞之间的气体交换。当人体吸气时，膈肌和肋间肌收缩，胸廓扩张，膈顶下降，胸腔内负压减小，外界富含氧气的新鲜空气经气道进入肺泡内，氧气透过肺泡壁进入毛细血管内，而毛细血管内由组织新陈代谢而产生的二氧化碳进入肺泡内。人体呼气时，膈肌及肋间肌松弛，胸廓依靠弹性回收，二氧化碳便经气道排出体外。这样一吸一呼，便构成了一次呼吸，人体正是依靠不停的呼吸运动进行气体交换，满足机体新陈代谢的需要，而使生命得以维持。窒息则是因为喉或气管的骤然梗阻，造成吸气性呼吸困难，气道完全阻塞造成不能呼吸，只要 1 分钟，心跳就会停止，如抢救不及时很快就会发生低氧、高碳酸血症和脑损伤，最终导致死亡。窒息的原因主要分为三类，即机械性窒息、中毒性窒息和病理性窒息。

（一）机械性窒息

机械性窒息是指机械性暴力作用引起的呼吸障碍，即机械作用阻碍人体呼吸造成体内缺氧，二氧化碳蓄积而导致的窒息。发生机械性窒息的原因主要有：食物、液体吸入气管；异物堵塞呼吸孔道；房屋倒塌、人群挤压等压迫胸腹部；缢、绞、扼颈项部；患急性喉头水肿等。机械性窒息引发的死亡非常迅速，抢救时间窗十分短暂。一般认为，在窒息期的3分钟内进行人工呼吸急救，可完全复苏；经4～5分钟，仍有救活可能；8～9分钟以后则难以复苏。但溺水者在20分钟以内尚有复苏的案例。如果复苏不完全，多在数日后死亡。婴幼儿会厌软骨不灵敏，因此特别容易发生机械性窒息。

1. 异物堵塞

异物堵塞气道是婴幼儿最常见的窒息原因。婴幼儿气道狭窄，咀嚼能力差，会厌软骨不灵敏，极易发生气道异物梗阻。特别是5岁以下幼儿食用坚果、汤圆、果冻、凉粉等大块颗粒或黏滑的食物，或者吃饭时玩耍或哭闹，或将小颗粒的物品或玩具含在口中等，都易导致气道梗阻。异物梗阻发生突然，如无正确的急救处理，迅速解除气道梗阻，死亡率极高。

2. 缢死

缢死是指自身的体重使颈部受到绳索或类似物体压迫引起的窒息死亡。据研究，15千克重力可压闭气管，3.5千克重力可压闭颈动脉，2千克重力可压闭颈静脉，16.6千克重力可压闭椎动脉。由于颈部受绳索压迫和牵引，有时可刺激颈动脉窦、迷走神经及喉上神经，引起反射性心跳停止而导致死亡。各种年龄段的婴幼儿均有缢死可能，常见于户外设施夹住婴幼儿衣物帽绳导致绕颈缢死，或大型设施的吊绳、安全绳引起的绕颈缢死。

3. 闷死

闷死是指用手或其他柔软物品闷压口鼻引起的窒息死亡，又称为捂死。闷死是由于堵塞呼吸孔，体内外气体交换受阻，引起呼吸障碍和窒息而死。这种类型的窒息多发生于3个月以下的婴幼儿，如包被蒙头过严，堵住口鼻，不能呼吸造成窒息；母亲哺乳姿势不正确，乳房堵塞小儿口鼻导致窒息；母亲熟睡时，身体和手臂堵塞婴儿的口鼻，造成婴儿窒息。

4. 溺水

溺水，又称淹溺，是指水或其他液体堵塞呼吸道，或咽喉反射性痉挛闭塞引起的窒息和缺氧，具体内容将在第六章中详细介绍。

5. 胸腔压迫

胸腔压迫所致窒息俗称压死，是指胸部或胸腹部受到重物压迫，严重妨碍呼吸运动引起的窒息死。国外专业书中称之为创伤性窒息，由此所引起的死亡又称挤压性窒息死。压死时以胸部肋骨运动为主的胸式呼吸和以膈肌、腹壁肌肉运动为主的腹式呼吸均告停止，引起窒息死亡。此类窒息大多发生于意外事故，如房屋墙壁倒塌，车辆翻倒，矿井、坑道坍塌，人群挤压，或母亲熟睡时，手臂压在新生儿胸部，婴儿身上盖的被服过多过重等。

（二）中毒性窒息

中毒性窒息是指毒物作用使血红蛋白变性或发生功能障碍等，或细胞内氧化酶功能降低、消失，或改变细胞膜的通透性，引起红细胞对氧的运输能力降低及组织细胞对氧的摄取和利用障碍，使呼吸肌、呼吸中枢功能发生障碍而产生的窒息。

1. 影响氧的供给

空气中的某些气体超量，使氧含量降低，或含有有毒气体，就会影响氧的供给。比如困在密闭车内、地窖、深井等处，由于二氧化碳（CO_2）浓度持续增高，使空气氧分压降低，致使机体组织供氧不足，引起缺氧。CO_2 本身无毒，但局部空间内浓度过高也会引起窒息，这种窒息称为单纯性气体窒息，矿井或腐殖化环境内的甲烷浓度过高引起的窒息也属于这种情况。另外，氮气、乙烷、二硫化碳等浓度过高也会引起窒息，火场中心浓烟包围导致的窒息就属于这一类。

2. 影响氧的运输

如一氧化碳中毒，大量的一氧化碳由呼吸道吸入肺，进入血液，与血红蛋白结合成碳氧血红蛋白，阻碍了氧与血红蛋白的结合与解离，导致组织缺氧，造成窒息。另外，一氧化氮、苯的氨基或硝基化合物和亚硝酸盐等物质也会影响血液摄取或运输氧气的功能而导致窒息。

3. 影响氧的利用

某些毒物，如氰化物或硫化物，可作用于呼吸酶，使细胞生物氧化过程发生障碍，虽然血液中不缺氧，但细胞不能利用氧，造成细胞内窒息。

（三）病理性窒息

病理性窒息指由各种疾病引起的窒息，常见于过敏所致的喉头水肿、呼吸道疾病、严重贫血，以及分娩过程中脐带受压、胎盘早剥、新生儿颅内出血、羊水吸入性肺炎等。病理机制包括疾病原因导致的呼吸面积的丧失、脑循环障碍引起的中枢性呼吸停止。

第二节　窒息的处理

窒息救治的关键是早期发现与及时处理，一旦发现婴幼儿窒息，应迅速判明原因，采取相应措施施救，但救助婴幼儿的同时也要充分保证自身的安全。我们接触到的婴幼儿窒息多为呼吸道异物梗阻导致的窒息。据统计，我国每年有近 3 000 名婴幼儿因呼吸道异物梗塞引起窒息而死亡。食物、异物卡喉常因进食或口含异物时嬉笑、打闹或啼哭而发生，因此多见于婴幼儿，梗阻物多为坚果、果冻、玩具、纽扣、笔帽等。呼吸道异物梗阻的急救处理是窒息急救的主要内容。

一、窒息的评估

窒息事故发生时，首先评估环境是否安全，是否适于急救；其次检查患儿外观、呼吸、血液循环、身体活动情况及其他情况。

（一）观察现场

窒息事故发生时，首先迅速观察现场，查看现场是否安全，有多少人受伤，发生了什么事。如果现场不安全，不适于救助，需要转移窒息婴幼儿到安全的环境中，以免受到二次伤害。在转移过程中，应考虑婴幼儿脊柱是否受伤。如怀疑脊柱受伤，则使用托肩法；脊柱没有受伤，婴儿可采用怀抱法，年长幼儿可采用脚踝拖拉法。

（二）观察评估窒息严重程度

在急救前，用 5～10 秒评估患儿窒息的严重程度，可通过外观、呼吸、血液循环三个方面来进行。

1. 外观

首先对患儿外观进行观察评估，可通过呼唤名字、轻拍双肩等方法检查患儿清醒度、运动功能以及是否有正常的眼神交流，可帮助判断脑功能是否大致正常。

2. 呼吸

窒息是呼吸道梗阻或外部受压导致的缺氧，因此呼吸功能状况直接反映窒息严重程度。评估方法包括聆听是否有异常呼吸音或观察患儿是否因呼吸困难而出现被动体位，如鼻翼翕动、张口抬肩等。患儿是否能够自行咳嗽是判断气道梗阻严重程度的重要依据。若患儿能够咳嗽，说明气道梗阻不重，就鼓励孩子咳嗽，让他自己把梗塞物咳出来；如果不能进行有效的咳嗽，已哭不出声或不能张口呼吸、不能说话，说明气道梗阻非常严重。

3. 血液循环

血液循环状况决定了急救处理方法。如皮肤颜色正常、温热，通过触摸颈动脉或股动脉，可扪及脉搏，说明血液循环未受影响，首先以解除窒息因素为急救目的。若皮肤颜色苍白，或伴见口唇青紫，或皮肤出现大理石样花纹，或皮肤呈现异常粉红色，都表明机体极度缺氧，此时急救处理需以维持血液循环功能为要，应迅速实施心肺复苏术，而不能先考虑窒息因素。心肺复苏术将在第六章进行介绍，本章主要介绍以解除窒息因素为目的的海姆立克急救法。

4. 其他评估

窒息现场如有其他多个婴幼儿需要照护，应迅速进行人员分工，安排好其他婴幼儿的看管工作，保证其他婴幼儿的安全，专人集中精力进行窒息患儿的急救处理。

二、海姆立克急救法

海姆立克急救法是美国胸外科医生亨利·海姆立克教授（见图 3-1）在 1974 年发明的。在临床实践中，他被大量的食物、异物阻塞呼吸道致窒息死亡的病例震惊了。在急救急诊中，医生常常采用拍打病人背部，或将手指伸进口腔咽喉去取的办法排除异物，这些方法不仅无效，反而会使异物更加深入呼吸道。他经过反复研究和多次的动物实验，终于发明了利用肺部残留气体形成气流冲出异物的急救方法。1974 年，他做了关于腹部冲击法解除气管异物阻塞的首次报告，海姆立克急救法正式面世。1975 年 10 月，美国医学会以他的名字命名了这种急救方法，即“海姆立克急救法”，并将之推广至全世界广泛应用。海姆立克急救法自问世以来已经拯救了超过 10 万人的性命，海姆立克也被称为“世界上拯救生命最多的人”。

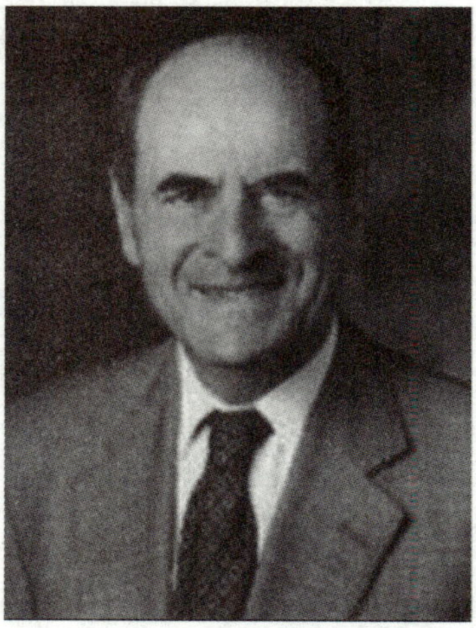

图 3-1　亨利·海姆立克（1920—2016）

（一）原理和适应证

海姆立克急救法的原理是冲击腹部，使膈肌下软组织（中上腹）被突然冲击，产生向上的压力，压迫两肺下部，从而驱使肺部残留空气形成一股气流，这股带有冲击性、方向性的气流能将堵住气管、喉部的食物硬块等异物驱除，使人获救。整个过程可以将人的肺部设想成一个气球，呼吸道就是气球的气嘴儿。假如气嘴儿被异物阻塞，可以用手挤压气球，从而将阻塞气嘴儿的异物冲出，这就是海姆立克急救法的物理学原理。

由于食物或异物落入气管，造成患者窒息或严重呼吸困难，患者会突然不能发出声音或不能呼吸，面色发青，稍大一点儿的儿童或成人最常见的是突然剧烈呛咳，此时患者可能会用 V 字手形卡住自己的咽喉部，即一只手或双手抓住自己的喉咙（见图 3-2），或有喘鸣、呼吸急促、皮肤发紫等症状，严重者会迅速丧失意识，甚至呼吸心跳停止。这些情况可能发生于婴幼儿、青少年及成年人，不管身旁有救助者还是没有救助者，这些情形都是海姆立克急救法适应证。

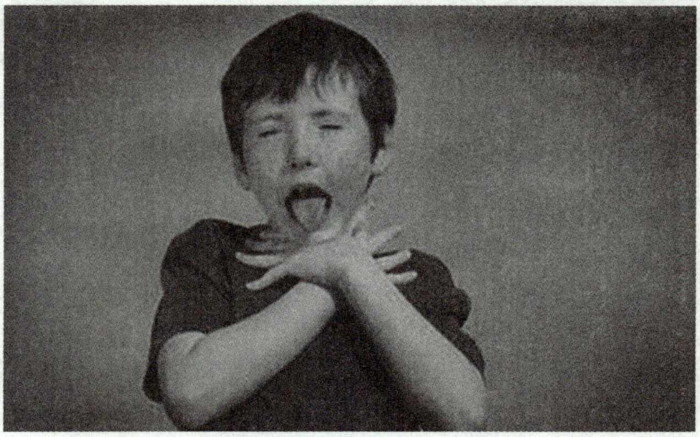

图 3-2 窒息时的 V 字形手势

（二）操作要点

呼吸道异物梗阻窒息一旦发生，应迅速采用海姆立克急救法进行现场救护，同时迅速与医院联系或将病人转送医院。

1. 1 岁以内婴儿

1 岁以内的婴儿突然出现呼吸困难、面色青紫时，先判定是否属于呼吸道异物梗塞。可采用仰头举颌法开放气道，进行人工呼吸，若患儿的胸部不能起伏，则判定为呼吸道异物梗塞。小于 1 岁的婴儿不能采用腹部挤压法，以免伤及腹腔内器官，应改为拍背压胸法。

将婴儿背部朝上，头低于肩胛线，放在施救者的前臂上，手托着婴儿的下巴和头，固定住头和脖子。注意不应呈倒立位。对于年龄稍大些的婴儿，可以将婴儿脸朝下放在大腿上，使他的头位比身体低，并得到稳定的支撑。用另一只手的掌跟部向头部方向在患儿肩胛骨之间用力快速地拍打 5 次（见图 3-3）。然后将患儿翻转，让其面部朝上躺在施救者手臂或大腿上，用食指、中指放在婴儿胸骨中央，用力快速地按压胸部 5 次（见图 3-4）。如果婴儿还不能呼吸，则用提颚法打开气道，尝试发现异物。在看到异物之前，不要试图将其取出；如果看见了，即用手指将其弄出。如果婴儿还不能自己开始呼吸，可尝试嘴对嘴呼吸法或者嘴对嘴鼻呼吸法两次，以帮助婴儿恢复呼吸。然后再拍背 5 次，方法同上，轮流交替着做，以压力帮助孩子咳出堵塞气管的异物，一直到梗塞物被吐出为止。若婴儿意识微弱或消失，应立即实施心肺复苏术。

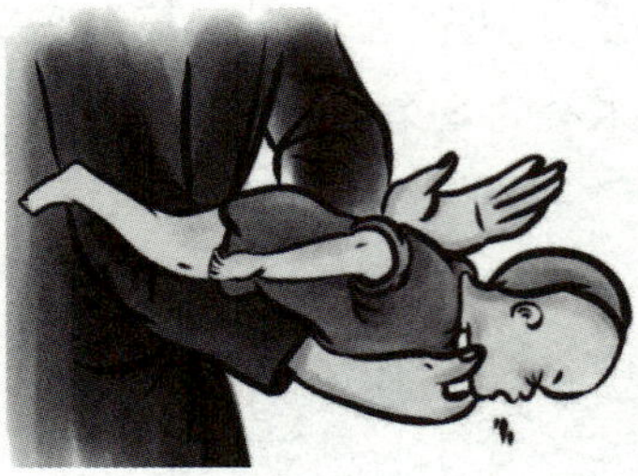

图 3-3　背部叩击法

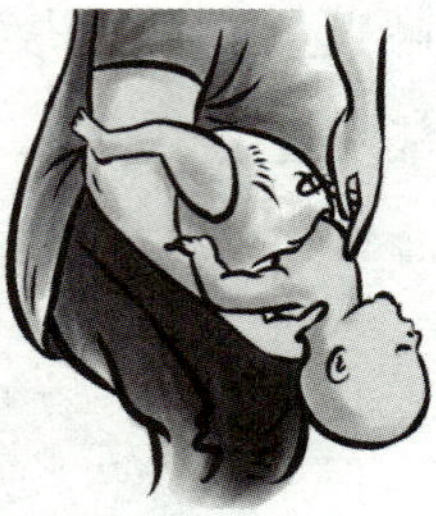

图 3-4　胸部挤压法

2.1 岁以上儿童

怀疑儿童发生呼吸道异物梗阻，可首先询问“你能说话吗？”，如孩子能够应答或有哭声，说明气道没有被完全梗阻，让孩子弯腰，拍背促使孩子使劲咳嗽即可。如孩子摇头，不能发出声音，则判定孩子发生了呼吸道异物梗阻，即刻开始施救。抢救者站在或坐在孩子背后，用两手臂环绕孩子腰部让孩子身体前倾，后背紧贴抢救者前胸，不可留有间隙；一手握拳，将拳头的拇指一侧放在孩子的胸廓下和脐上的腹部，约脐上两横指；另一只手掌包住拳头，快速向内向上重击，压迫孩子上腹部；重复动作，直至异物排出（见图 3-5）。若儿童意识微弱或消失，心跳缓慢，应立即实施心肺复苏术。

简便记忆法：1 岁以上海姆立克急救法可用“剪子、锤、包袱”来记忆，“剪子”代表脐上两横指，“锤”代表一手握拳并拳心向内，“包袱”代表手掌包住拳头。

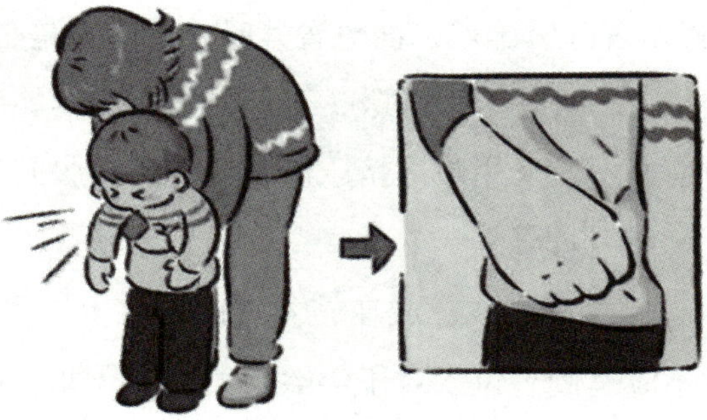

图 3-5　儿童海姆立克急救法

知识链接

成人海姆立克急救法

异物卡喉的患者不能说话，不能呼吸，对于成人，此时可以询问患者：“你被东西卡住了吗？”如病人点头表示“是的”，即立刻实施海姆立克急救法抢救。

施救者站在病人背后，腿成弓步状，前脚置于患者双脚间。用两手臂环绕病人的腰部；一手握拳，将拳头的拇指一侧放在病人肚脐上两横指的位置；将病人背部轻轻推向前，使病人处于前倾位，头部略低，嘴要张开，以利于呼吸道异物被排出；另一只手置于拳头上并握紧，快速向内上方重击、压迫病人的腹部，反复有节奏、有力地进行，直到异物排出（见图 3-6）。注意检查患者口腔，如异物已经被冲出到口腔，迅速用手从口腔一侧钩出。及时检查患者呼吸心跳，如无，应立即实施心肺复苏术。

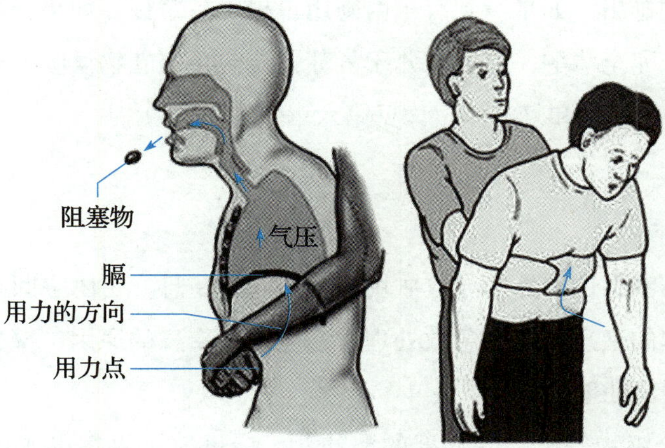

图 3-6　成人海姆立克急救法

对于极度肥胖及怀孕后期发生呼吸道异物堵塞窒息的患者，应当采用胸部冲击法。站立姿势不变，将左手的虎口贴在患者胸骨下端即可，注意不要偏离胸骨，以免造成肋骨骨折。如果病人站立姿势不便于施救者进行施救，可令患者仰卧，首先开放病人呼吸道，然后救护者骑跨在病人大腿外侧，一手以掌根按压肚脐与胸骨之间的部位，另一手掌覆盖此手掌之上，冲击性地、快速地向内上方压迫，反复进行至异物被冲出（见图 3-7）。

在身边无人救助的情况下，也可以实施自救。可用自己的拳头和另一只手掌猛捅腹部，或用圆角物品或椅背快速挤压腹部。在这种情况下，任何钝角物件都可以用来挤压腹部，使阻塞物排出（见图 3-8）。

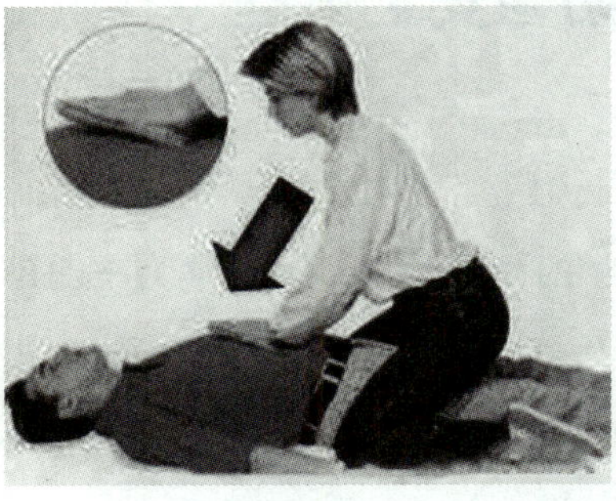

图 3-7　肥胖或孕晚期患者海姆立克急救法

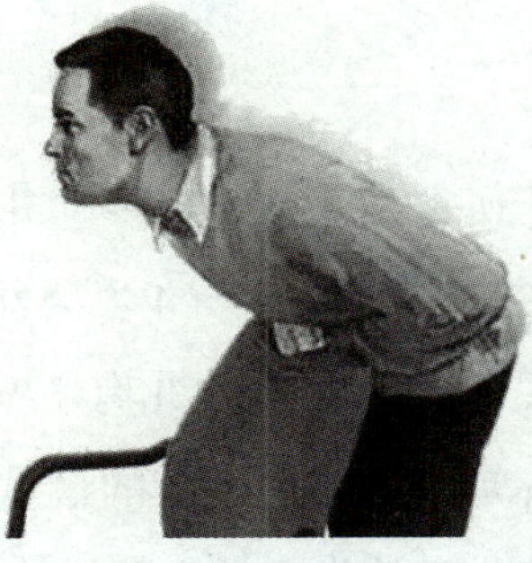

图 3-8　海姆立克急救法自救法

（三）注意事项

在施救过程中，假如看见了婴幼儿嘴中的梗塞物，就把它取出。如看不到异物，不可用手伸进口腔探查或刺激呕吐，以免婴幼儿误吸呕吐物而窒息造成二次伤害。随时观察婴幼儿呼吸心跳和意识反应。如果心跳呼吸微弱或停止，应停止海姆立克急救法，立即实施心肺复苏术。先进行 5 次人工呼吸，然后进行胸外按压。每组人工呼吸前均要看看口腔内有无异物排出，如果看到有东西则用单根手指拿掉。如果异物排出、呼吸心跳恢复，而意识尚未完全清醒，应置患儿于复苏体位防止呕吐物误吸，观察呼吸和意识直到 120 到来（心肺复苏术和复苏体位详见第六章）。

三、其他窒息急救法

常见的婴幼儿窒息还有外伤导致血块阻塞引起的窒息、密闭空间缺氧窒息或其他原因导致的昏迷引起的窒息等。在急救处理时，应根据窒息的原因、窒息物的具体情况及患儿的生命体征酌情处理。

对于血块及分泌物等阻塞咽喉部的婴幼儿，应迅速用手掏出或用塑料管吸出阻塞物，同时改变体位，采取侧卧或俯卧位，继续清除分泌物，以解除窒息。这类伤员在解除窒息后，应严密注意防治肺部并发症。

对于舌后坠引起窒息的婴幼儿，应在舌尖后约 2 厘米处用粗线或别针穿过全层舌组织，将舌牵拉出口外，并将牵拉线固定于绷带或衣服上。可将头偏向一侧或采取俯卧位，便于分泌物外流。

颈部受压、床品堵塞口鼻、母乳喂养的婴幼儿因乳房堵塞鼻孔造成的窒息，一旦发现多数已经出现神志异常、呼吸心跳的异常，应迅速实施心肺复苏术。

第三节　窒息的预防与安全管理

意外伤害是 0 ～ 5 岁婴幼儿死亡的主要原因。调查表明，0 ～ 4 岁婴幼儿伤害病死率为 82 911/10 万，1 ～ 4 岁婴幼儿伤害发生率为 21.2%，伤害病死率为 7 018/10 万（首位死因），0 ～ 5 岁婴幼儿有 77% 的意外伤害发生在家中。可见，对于婴幼儿来说，父母的监管是预防意外伤害的最重要的因素。因此，安全教育、积极预防和安全管理成为减少婴幼儿意外伤害的主要措施。

从家庭养育风格看，单亲家庭的婴幼儿意外伤害风险更高，母亲的谨慎、有责任心能够对婴幼儿起保护作用。从父母认知水平上看，父母对危险的防范意识以及预防婴幼儿意外伤害的信念或态度会影响他们对孩子的保护行为。此外，婴幼儿会以父母的行为为模板，所以父母自己的行为在防止婴幼儿意外伤害方面也起着重要的作用。因此，家庭的教育和干预，是伤害预防的重要内容。同时，托育机构应当最大限度地保护婴幼儿的安全健康，切实做好伤害防控和安全管理工作，排查安全隐患，制定落实预防伤害的管理细则，并加强保育人员的安全教育和急救训练。

窒息是婴幼儿常见的意外伤害类型，常见的婴幼儿窒息原因包括被床上用品、成人身体、塑料袋等罩住口鼻；吸入和咽下食物、小件物品、呕吐物等阻塞气道；绳带等绕颈造成气道狭窄；长时间停留在密闭空间导致缺氧等。针对这些危险因素，应进行如下安全管理：

（1）宝宝睡觉时，最好让宝宝睡自己的小床，应露出头部。枕头周围不要放置毛绒玩具，以防堵住宝宝的口鼻。

母乳喂养的宝宝容易出现口鼻被妈妈乳房堵塞引起的窒息，应科学指导母亲正确喂养：

1）喂奶时机适当：不在婴儿哭泣或欢笑时喂奶；不要等婴儿已经很饿了才喂，婴儿吃得太急容易呛；孩子吃饱了不可勉强再喂，强迫喂奶容易发生意外。

2）姿势体位正确：母乳喂养时婴儿应斜躺在妈妈怀里（上半身成 30° ～ 45°），不要躺在床上喂奶，晚上喂奶时要保持清醒状态。人工喂奶时婴儿更不能平躺，应取斜坡位，奶瓶底高于奶嘴，防止吸入空气。

3）控制速度：妈妈泌乳过快奶水量多时，可用手指轻压乳晕，减缓奶水的流出。人工喂乳的奶嘴孔不可太大，倒过来时奶水应成滴而不是成线流出。

4）注意观察：妈妈的乳房不可堵住宝宝鼻孔，一定要边喂奶边观察宝宝脸色表情，若婴儿的嘴角溢出奶水或口鼻周围变色发青，应立即停止喂奶。对发生过呛咳的婴儿、早产儿，更应严密观察。

5）排出胃内气体：喂完奶后，将婴儿直立抱在肩头，轻拍婴儿的背部帮助其排出胃内气体，最好听到打嗝，再将婴儿放在床上。床头宜高 15° ，右侧卧 30 分钟，再平卧，不可让孩子趴着睡，避免婴儿窒息。

（2）幼儿的咀嚼能力尚未发育完全，喂食时宜将食物切碎。父母在给幼儿准备食物时，务必切成比一口可以吃下的大小还要小，或是尽量准备糊状、煮烂的食物，方便幼儿吞咽。骨头汤、骨头粥要把骨头过滤后再给孩子吃。尽量避免让五岁以下的孩子吃花生、瓜子、豆类及其他带核食品；在吃果冻、汤圆等时需有大人监护，尽量用勺，不要吸食。

（3）给孩子一个舒适的用餐环境，用餐时不责骂孩子、不嬉笑游戏、不强行塞食；不在开动的车上给孩子进食；进食时不要让孩子说话、打闹、哭笑，以防食物呛入气管。

（4）在给孩子喂药时，不要强行捏着鼻子灌药，可把药片溶于水再喂，尽量选择泡腾片、滴剂等儿童专用药物。

（5）宝宝周围不要有塑料袋等不能透气的物品，以免蒙到宝宝的脸或宝宝玩耍时将塑料袋套在头上以致窒息。要经常检查宝宝衣服上的纽扣等配件是否牢固，以防宝宝抓脱放进嘴里引发窒息。

（6）在孩子活动区以及孩子能触及的地方不放小零件、小物品。避免让宝宝玩硬币、钢笔或圆珠笔的笔帽、橡皮、弹珠、小球或纽扣、珠宝首饰等。小玩具对三岁以下的宝宝来说都不太安全，父母可利用卫生纸卷筒来检测，能轻易穿过卷筒的小玩具都尽量避免。

（7）儿童床上最好不要挂玩具，如果要挂，绳子长度不宜过长；最好给小孩子穿拉链衫，不穿带绳连帽衫；婴幼儿在娱乐运动设备上玩耍时，应加强看护，避免拉绳、网格等造成绕颈引起窒息。去掉小孩子衣服上的装饰物、装饰带等。如果穿纽扣衫，则要时常检查纽扣是否松动脱落，以免婴幼儿误食发生异物梗阻。

（8）在橱柜、工具房等密闭空间设置防护设施，防止婴幼儿自行进入。勿将婴幼儿独自遗留在密闭的车内，以免缺氧窒息。

知识链接

窒息危险警告

针对36月龄以下婴幼儿具有把东西塞入口中的倾向，我国国家标准对于小零件的玩具有特殊要求，即由成人辅助组装的含有潜在危险小零件的玩具，应在玩具、包装或使用说明书内加贴警告标识。如“警告！内含小零件，不适合3岁及以下儿童使用”。

本章小结

本章主要介绍了窒息的原因、窒息的评估和急救处理、窒息的预防和安全管理三部分内容。窒息作为婴幼儿第二大意外伤害因素，其发生原因与成人相比，有特别之处。窒息事件发生时首先应进行正确的评估，包括环境及患儿外观、呼吸和循环，评估结果决定了实施急救处理的方法。本章重点介绍了针对呼吸道异物梗阻急救的海姆立克急救法。窒息的预防和安全管理中介绍了常见的易导致窒息的安全隐患和管理措施。

同步练习

一、不定项选择题

1. 婴幼儿常见的窒息属于（　　）窒息。

A. 中毒性　　B. 机械性　　C. 病理性　　D. 器质性　　E. 神经性

2. 窒息的安全隐患不包括（　　）。

A. 用塑料袋当玩具　　B. 密闭房间不上锁

C. 给 3 岁以下婴幼儿喂食瓜子　　D. 吃饭时逗笑

E. 婴儿床上不放置多余床上用品

3. 关于幼儿窒息的预防，描述不正确的是（　　）。

A. 在吃果冻、汤圆等时需有大人监护，尽量用勺，不要吸食。

B. 安静用餐，不打闹说笑

C. 抛食花生、巧克力

D. 不把玩具放在口中或鼻中玩

E. 骨头汤过滤后再喝

4. 海姆立克急救法的原理是（　　）。

A. 利用腹部肌肉　　B. 利用肺中残气量

C. 利用胸部的压迫　　D. 利用重力

E. 利用腹腔脏器

5. 下列哪种喂养方式可避免婴儿窒息的发生？（　　）

A. 喂哺后哄婴儿直接入睡

B. 婴儿平躺在床上进行喂养

C. 妈妈泌乳过快奶水量多时，用手指轻压乳晕，减缓奶水的流出

D. 人工喂奶时，奶瓶底低于奶嘴

E. 晚上喂哺时，妈妈不必完全清醒

二、判断题

1. 1 岁以下婴儿最主要的致死原因是窒息。 （　　）

2. 出现窒息事件应立即实施海姆立克急救法。 （　　）

3.1 岁以下婴儿实施海姆立克急救法应使用腹部挤压法。 （　　）

4. 婴儿海姆立克急救法先拍背后拍腹。 （　　）

5. 海姆立克急救法自我救助时可以利用所有钝角物件来挤压腹部。 （　　）

三、简答题

1. 简述婴儿常见的窒息原因。

2. 简述婴幼儿海姆立克急救法的操作要点。

3. 简述婴幼儿窒息事件发生时评估的内容。

四、思考题

1. 家庭环境中可能存在哪些窒息危险因素？

2. 有哪些措施可以提高婴幼儿托育机构及监护人的窒息安全意识？

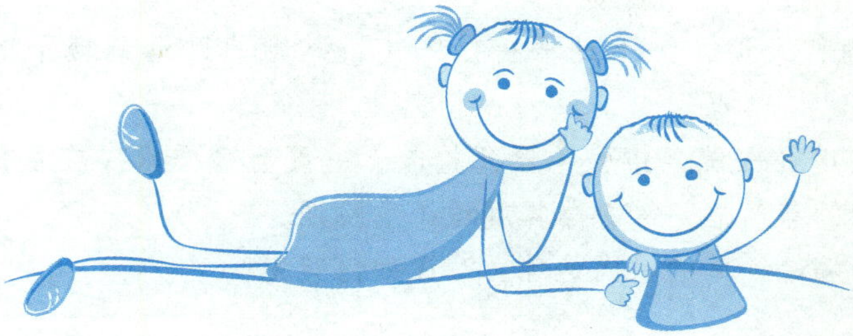

第四章　婴幼儿跌倒伤预防与处理

学习目标

知识目标

1. 了解婴幼儿跌倒伤的流行状况和常见原因。
2. 熟悉婴幼儿跌倒伤的危险因素。
3. 掌握婴幼儿跌倒伤的预防措施。

能力目标

能够对婴幼儿跌倒伤进行正确的应急处理。

素养目标

1. 深刻理解婴幼儿跌倒伤预防与处理的现实意义。
2. 培养学生预防婴幼儿跌倒伤的安全意识与责任心和认真细致的工作品德。

案例导入

婷婷跌落事故

一天，妈妈一个人在家中的卧室照看刚刚学会走路的婷婷。家里的电话响了，妈妈到客厅接电话，把婷婷一个人留在了卧室的床上。窗外的汽车声让婷婷感到好奇，她爬到床靠近窗户的一头，踩着枕头站到了窗台上。婷婷家住在二楼，卧室的窗户正打开着，没有安装护栏，婷婷好奇地看着窗外马路上的车辆和人流，一下没保持住平衡，从窗户跌落到楼下的绿地上，昏迷不醒。

婷婷被送往医院，接受了紧急抢救，一度生命垂危。在重症监护室经历了长达一个月的煎熬后，婷婷总算度过了危险期。

问题： 婷婷跌落的原因是什么？该如何避免？

第一节　跌倒伤概述

跌倒伤是指一个人因倒在地面、地板或其他较低平面上的非故意事件造成的身体损伤。按照世界卫生组织（WHO）《疾病和有关健康问题的国际统计分类（ICD-10）》对“跌倒”的分类，跌倒包括以下两类：（1）从一个平面至另一个平面的跌落；（2）同一个平面的跌倒。跌倒在婴幼儿成长过程中经常发生，一般不会造成严重伤害，但由于普遍和反复发生，也常会使婴幼儿受伤，跌倒已成为婴幼儿伤害的主要原因，是导致婴幼儿发生非致命伤害和残疾的首要原因，成为婴幼儿伤害领域的重点问题之一。

一、婴幼儿跌倒伤流行状况

《全国伤害监测数据集（2019）》显示，在 2019 年全国伤害监测系统病例中，0 岁组报告跌倒 / 坠落 3 149 例，占所有伤害病例（5 088 例）的 61.89%；1 ～ 4 岁组报告跌倒 / 坠落 61 177 例，占所有伤害病例（111 967 例）的 54.64%；5 ～ 9 岁组报告跌倒 / 坠落 50 875 例，占所有伤害病例（111 967 例）的 52.08%。由此可看出，在上述各年龄组中，跌倒 / 坠落造成的伤害占所有伤害的比例最高，排名第一。

另据全国妇幼卫生监测办公室发布的《2019 年全国妇幼健康监测主要结果分析报告》，在我国不同年龄段婴幼儿意外伤害类型构成中，意外跌落占比为：0 ～ 11 月龄，城市 3.1%，农村 7.0%；1 ～ 4 岁，城市 15.4%，农村 10.2%。

二、婴幼儿常见的跌倒伤原因

常见的婴幼儿跌倒伤原因包括：滑倒；从家具、楼梯或娱乐运动设备上跌落；从阳台坠楼等。如图 4-1 所示。

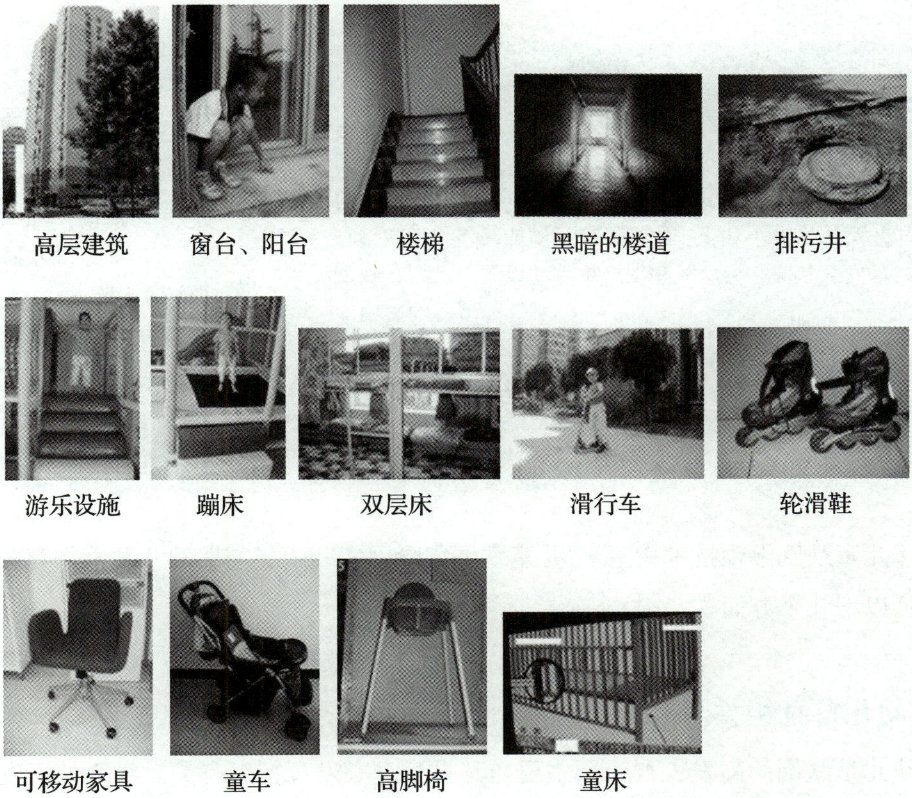

图 4-1　婴幼儿跌倒常见致伤因素

第二节　跌倒伤危险因素

WHO 在《儿童伤害预防报告》中通过流行病学病因分析工具——Haddon 矩阵，总结了引起儿童跌倒的相关影响因素（见表 4-1）。

表 4-1　儿童跌倒危险因素的 Haddon 矩阵

发生阶段	相关因素			
	儿童相关因素	作用物	物理环境	社会经济环境
发生前	年龄、性别、活动水平、功能缺失	不安全产品或设施；缺少保护措施的屋顶、阳台或楼梯	缺少安全游戏场所、空间和机会；缺少楼梯门和护栏等防护措施	贫困；单亲家庭；家庭人口数量；母亲教育水平；儿童看护者、保健和教育人员缺乏对跌倒危险性的认识

续表

发生阶段	相关因素			
	儿童相关因素	作用物	物理环境	社会经济环境
发生时	儿童体格大小和生理发育状况	缺乏保护设施或减轻跌倒严重性的设施	跌倒时的高度；儿童跌倒时的地表类型；缺少缓和冲击的表面	缺少对跌倒严重性（如冲击、脑震荡和脑损伤等结局）的认识
发生后	儿童一般健康状况、残疾、损伤后的并发症	存在锋利器物及增加割伤和感染危险的其他风险因素	缺少充分的入院前护理、急救护理或康复治疗	缺乏急救技能；医疗条件不方便；缺乏控制伤后结局的资源

在《儿童跌倒干预技术指南》“儿童跌倒危险因素”中，与婴幼儿跌倒伤有关的因素主要包括以下几个方面。

一、婴幼儿自身相关因素

婴幼儿是跌倒的高发人群，这主要与其自身身心发育特点有关。身心处于发育阶段的婴幼儿，缺乏对危险的认知和防范能力，应对伤害的反应能力欠缺，婴幼儿本身神经运动发育还不完善，这些因素均会增加婴幼儿对伤害的易感性。家庭经济状况差，导致监护人对婴幼儿看管不到位也是重要的危险因素。

（一）生长发育程度

婴幼儿的发育阶段以及这些发育阶段的相关活动和环境，与跌倒的发生和特征有关。不同阶段婴幼儿的身体发育情况与活动范围不同，跌倒的高发类型也不同。

1 岁以内的婴儿由于头部重量相对较大，易从用具（童车、童床、活动家具等）、车座、楼梯或床上坠落。1 ～ 3 岁的幼儿，运动和平衡能力不稳，更易从楼梯、台阶、学步车、家具或游戏器械上坠落。此外，低龄幼儿由于体格较小，容易坠入打桩孔和建筑物缝隙等成人意想不到的地方。5 ～ 9 岁幼儿刚刚脱离成人照看独自外出活动，缺乏安全与危险的体验，易进入已经涉险而不自知的状态。同时，这个年龄段的幼儿好奇、爱动，喜欢追逐打闹、冒险爬高，缺乏安全自控能力，容易在玩耍中滑倒、坠落，经常从运动器械上坠落或被别人推倒或推下。随着年龄的增大，儿童跌倒的可能性逐渐降低，与骑车、溜冰等活动相关的运动伤害逐渐增多。

（二）认知发育程度

婴幼儿不是小个儿的“成人”。婴幼儿对伤害的易感性与其不成熟的认知能力有关，导致其缺乏对危险的认识、预见能力以及应对危险的反应能力。

一般来说，婴幼儿对危险完全不自知，缺乏行为控制能力。因此，避免伤害要依赖成人的严格看管。

（三）冒险行为

儿童具有强烈的好奇心和探索欲望，低龄幼儿可能会在无意中尝试冒险行为，而较大幼儿则可能会主动寻求冒险行为，并以此体验冒险成功后带来的快乐。适当的冒险行为属于正常的生理特性，对于儿童的生长发育是必需的。但是，危险环境中的冒险行为很容易导致伤害的发生。跌倒的预防策略和措施要兼顾儿童探索能力的培养和对伤害的预防。

（四）性别

男童是婴幼儿非故意伤害的高危人群。我国 0 ～ 17 岁儿童跌倒的男女构成比为 69.7% 和 30.3%，男童远高于女童，男女比例为 2.3∶1（DSP 数据）。各年龄组男童跌倒死亡率均高于同年龄组女童。

（五）其他因素

有精神、运动或感官残疾的婴幼儿尤其易发生跌倒的危险。坐在轮椅上的婴幼儿比一般婴幼儿更容易发生跌倒，其危险是正常婴幼儿的 8 倍。

二、致伤因素

（一）一般家具和婴幼儿用具

家具和婴幼儿用具是婴幼儿跌倒的主要致伤因素。婴幼儿用具包括：童车、童床、高脚座椅、可变桌椅、学步车等。婴儿使用学步车是重要的跌倒危险因素，曾是发达国家造成婴儿跌倒死亡的重要原因。自从美国和加拿大等国家禁止销售和使用婴儿学步车后，学步车造成的跌倒发生率大大降低。家长将婴儿放在一定高度的家具上给婴儿换衣服或尿布、将幼儿单独放在自行车后座上等，均是易造成婴幼儿跌倒的危险行为。

（二）游乐设施

易造成跌倒的游乐设施主要包括蹦床、滑梯、秋千等幼儿经常攀爬的具有一定高度的游乐设施。缺乏安全性标准的游乐场所容易发生幼儿跌倒。这些安全标准应包括器械的高度限制、足够厚的表面材料、足够多的把手或护栏以及定期安全检查制度和规范。跌倒时的高度、作用物的性质及安全性能与跌倒严重程度有关，跌倒死亡率与跌倒时的高度成正比，将器械的高度降到 1.5 米以下时，从游乐设施跌倒而发生急诊就诊的危险会降低 45%，但平地上有时也会发生严重的跌倒。

（三）无护栏的楼梯、高层建筑的窗户和阳台

楼梯、窗户、阳台均是婴幼儿发生跌倒的重要潜在致伤因素，常常是跌倒致死的主要原因。我国每年都有多起婴幼儿坠楼死亡事件发生，应当引起家长和相关部门的重视。

（四）休闲活动、运动产品

许多休闲活动产品，如滑板、单轴滑冰鞋、带轮运动鞋（俗称“暴走鞋”）等会增加婴幼儿运动相关跌倒的危险，特别是肢体骨折、扭伤和头部受伤。使用“暴走鞋”可能会造成严重的头部和肢体骨折。自行车、滑板、秋千和蹦床是最常见的易导致跌倒的休闲活动产品。贸易全球化和法规滞后等因素增加了这些产品的潜在危险。

（五）娱乐和运动场所

游乐场和操场是发生跌倒的常见场所。娱乐和运动场所的不安全性和婴幼儿自身缺乏防护装置和常识是造成伤害的主要原因。

三、环境因素

环境因素包括物理环境（婴幼儿成长的现实环境）和社会经济环境。

（一）物理环境

建筑环境结构上存在不安全或不合理特性，或缺少保护性能，增加了发生跌倒的风险。这些因素包括：高层建筑缺少窗户的护栏、建筑物内和街道的光线不好、建筑物缺少维护等。在我国，建设中的房屋和有垮塌危险的房屋也是重要的危险因素。

家庭、学校和社区是婴幼儿最常见的生活和学习的物理环境。这些环境中的不安全场所及其所属物品（建筑物、操场、家具、窗户、楼道以及游乐和学习器具等）常常构成致伤的物理环境因素，如：有锐利边角的楼梯、家具、游乐和学习用具，不安全的玻璃门窗，缺少护栏的窗户和楼梯等。

（二）社会经济环境

成人对婴幼儿的看管不到位是导致伤害发生的重要原因之一。由于认知能力不够，婴幼儿应当受到不间断的看管，以减少受到伤害的危险。家庭经济条件欠佳、家庭成员失业以及社会关系的中断可能会严重影响成人对婴幼儿的看管质量。贫困家庭的婴幼儿是跌倒的高危人群。由于父母忙于生计，贫困家庭的婴幼儿可能得不到足够的看管，甚至有可能充当监护人去看管更年幼的同胞。监护人精神压力大、注意力不集中以及监护人存在精神健康问题也会降低看管质量。

四、治疗和康复因素

跌倒导致的死亡一般发生在以下三个阶段：因伤势过重，伤害发生后，来不及到医院救治，当场死亡；伤害发生后几小时之内，由于治疗不及时或救护不当而死亡；事故发生后几天或几周后死亡，死因多为感染、多系统衰竭或其他并发症。据此可将跌倒的医疗救护因素分为三方面：院前因素、医院救护因素和康复治疗因素。

（一）院前因素

常见的院前危险因素包括对婴幼儿跌倒的忽视、缺乏治疗、不恰当的紧急救护，以及转运过程中缺乏护理。人们一般容易忽视跌倒的影响，认为“跌倒和摔伤是婴幼儿发育过程中的必然现象”，不必大惊小怪，没必要到医院检查。但事实并非如此，婴幼儿头部重量相对较大，加上运动机能发育不完善，很容易由于头重脚轻发生跌倒，受伤部位也往往是头面部和内脏。同时，由于婴幼儿不会表达自己的感觉和伤痛，常常会耽误治疗。跌倒发生后，对婴幼儿实施及时的急救治疗可以挽救生命和减轻伤害程度。若缺少治疗，则会使伤害更加严重。

在不发达地区，相当比例的婴幼儿即使跌倒后伤势较严重，也得不到及时的医治。去医院的路途较远、高额的交通费、监护人关注孩子的意识淡漠和缺乏育儿知识等因素都会延误治疗。如果不能及时发现相关危险，如不能及时发现颅内出血、气道的护理不够、在搬运过程中缺少护理、急救和康复护理不够等都会对患儿的生存和康复造成较大影响。

（二）医院救护因素

婴幼儿跌倒后由于损伤部位和损伤类型不同，在处理方法上差异很大。医院缺乏儿科急救治疗专职医师、设施和诊疗技能差常常是导致医院救护不当的危险因素。

（三）康复治疗因素

良好的康复治疗是婴幼儿从伤害中得到恢复的重要条件。由于跌倒是最常见的致残原因，因此，康复治疗对减轻伤害，特别是预防残疾的意义重大。目前，人们对婴幼儿跌倒伤治疗的认识还很片面，缺乏对功能康复重要性的认识。因此，忽视功能康复是影响治疗效果的障碍之一。此外，缺乏康复医疗设施和指南也是制约康复医疗质量的一大因素。

第三节　跌倒伤的处理

婴幼儿跌倒伤的应急处理流程为：评估→急救处理→送医→整理和记录。

一、评估

（一）环境评估

救助受伤婴幼儿前，先评估和保障救护者和伤员的安全。如果环境中存在危险，则要先保障救护者和伤员脱离危险环境。

（二）伤情评估

发现婴幼儿跌倒受伤后，先判断其意识、呼吸、心跳，检查有无严重刺伤、割伤、头外伤、骨折等，第一时间处理大量出血等致命威胁，再处理不威胁生命的损伤。如无呼吸、心跳，应立即实施心肺复苏术。

二、急救处理

（一）出血处理

出血时，应用手指紧压伤处近心端，阻断伤处血液供应，从而减少出血。指压止血是否有效，观察出血量是否有减少即可。如伤在四肢，可在指压止血时迅速寻找止血带或布条，尽快绑扎在伤口近心端靠近伤口处。绑扎时应注意止血带不可直接接触皮肤。止血带止血是否有效，摸不到伤肢远端动脉搏动即可。但止血带止血一次不可超过 30 分钟，以免出血肢体缺血，组织坏死。使用止血带止血每 30 分钟应松开止血带改用手指压迫止血 3 ～ 5 分钟后，再继续绑缚止血带。

如伤口浅表，出血量不大，考虑静脉出血，可采用压迫止血。如伤口处有泥沙等污物，应先用大量清水冲洗伤口，再取纱布直接按压在伤口处，待不出血后再进行消毒包扎。

如伤口仅为擦伤，有轻微渗血，不需止血，先用清水冲洗泥沙，如无泥沙，则用碘伏棉球或碘伏棉签采用由内到外螺旋式的方式进行消毒处理，消毒面积应超过伤口面积，消毒后用无菌纱布或一次性创可贴包扎。

如伤口被不洁物刺伤，还应尽快接种破伤风疫苗，防止破伤风。如伤口较深，不能判定是否伤及血管，不应轻易拔取异物，应尽快送医。如伤口浅表，则用镊子拔去异物后，再止血、消毒、包扎。

（二）头外伤处理

如果婴幼儿头部受伤，导致意识不清，要立即叫救护车。同时，将意识不清的孩子置于侧卧位，手放在头下。这种恢复姿势有助于减少舌头向咽喉部滑落，以防舌后坠影响呼吸。

婴幼儿如在运动中发生碰撞或跌倒，当时可能没有明显不适，但也应密切关注婴幼儿的反应，及时发现和处理损伤后可能的迟发表现，如脑震荡等。尽管婴幼儿跌倒后有时会很快恢复，但有时头部损伤的反应表现得较晚，因此，应密切关注婴幼儿的反应至少 72 小时。如果孩子说某一局部部位疼痛，或有困倦表现，则需尽快就医。

（三）骨折处理

婴幼儿跌倒后，如意识清醒，生命体征正常，在排除头部外伤后，应让孩子尝试站立或行走，如局部肿胀疼痛，活动明显受限，则判断可能骨折。婴幼儿骨折以青枝骨折为主，现场应立即寻找小夹板、树枝等对患肢进行固定，然后再搬运。夹板或树枝的长度应横跨伤处上下两个关节，固定时不可直接接触皮肤，用布条或绷带绑缚时要注意避开伤处，绑缚不可太松或太紧，夹板能固定在肢体上，伤肢在转运过程中无扭曲或偏移。如怀疑脊柱骨折，则不要轻易移动患儿。

（四）闭合性外伤

婴幼儿跌倒后，如意识清醒，伤处有淤青或肿胀，无出血及骨折，为软组织损伤。应先用干毛巾包裹冰袋敷在伤处，以减少组织液渗出，减轻肿胀和皮下淤血。24 ～ 48 小时后再以热敷。注意单次冰敷时间不宜超过 30 分钟，以防局部冻伤。

三、送医

评估伤情为威胁生命或功能的，需紧急拨打 120 急救电话，在确保环境安全的前提下，尽量原地急救，等待 120 到来。如评估伤情非威胁生命或功能的，在简单处理后可通知家长，必要时送医。伤情不论是否威胁生命或功能，都应注意伤口后续护理，24～48小时换药，换药时消毒方法同前，防止感染；密切观察伤口愈合情况，出现异常分泌物应及时就医。

四、整理和记录

伤情处理完毕后应及时整理物品，清洗双手，做好记录，并分析事故原因。

第四节　跌倒伤的预防

跌倒是可以预防的。积极进行跌倒的干预，可以有效降低伤害发生率。针对儿童跌倒干预，世界卫生组织总结和推荐了一系列有效的措施（见表4-2）。

表4-2　儿童跌倒的主要干预措施

策略和措施	有效	有希望	证据不足
实施多方面的社区综合干预项目	√		
重新设计育儿家具和其他产品	√		
制定运动场地表材料和厚度标准，制定标准限制设施和器具高度	√		
为窗户护栏立法	√		
使用楼梯门和护栏		√	
对危险家庭实施支持性家庭巡查和教育		√	
对父母和保健人员进行大众媒体教育活动		√	
提供适宜的儿科急救条件		√	
通过教育活动提高公众知晓率			√
实施房屋和建筑物规制			√
覆盖井和洞穴，并去除危险物			√

《中国儿童发展纲要（2021—2030年）》提出：预防和控制儿童跌倒、跌落、烧烫伤、中毒等伤害。消除环境危险因素，推广使用窗户护栏、窗口限位器等防护用品，减少儿童跌倒、跌落。

婴幼儿正处于运动能力的发展过程中，跌倒较常见，托育机构和家长都应加强防护，预防婴幼儿跌倒伤。同时，在预防控制儿童跌倒的过程中，采取的措施必须仔细权衡利弊，既要促进儿童发育，允许他们玩耍、探索和积极活动，同时也要注意降低儿童发生跌倒的危险。

一、托育机构怎样预防婴幼儿跌倒伤

国家卫生健康委办公厅于2021年1月印发了《托育机构婴幼儿伤害预防指南（试行）》，其中，婴幼儿跌倒伤预防包括以下几个方面。

（一）安全管理

制定和落实预防婴幼儿跌倒伤的管理细则，主要内容包括：严格执行《托儿所、幼儿园建筑设计规范（2019年版）》相关条文；婴幼儿生活环境和娱乐运动设备跌倒伤风险的定期排查和清除；婴幼儿玩耍娱乐、上下楼、睡眠等活动的安全照护与管理；婴幼儿服饰、玩具安全管理；工作人员预防婴幼儿跌倒伤的安全教育和技能培训。

（二）改善环境

（1）地面应平整、防滑、无障碍、无尖锐突出物，并宜采用软质地坪；清除可能绊倒婴幼儿的家具、电线、玩具等物品。

（2）楼梯处装有楼梯门，确保婴幼儿不能打开。

（3）规范安装娱乐运动设备，设备周围地面使用软质铺装。

（4）婴幼儿床有护栏。

（5）在窗户、楼梯、阳台等周围不摆放可攀爬的家具或设施。

（6）墙角、窗台、暖气罩、窗口竖边等阳角处应做成圆角，家具选择圆角或使用保护垫。

（三）加强照护

（1）工作人员与家长沟通，为婴幼儿选择适于活动的鞋、衣服等服饰。

（2）为婴幼儿换尿布、衣物时，工作人员应专心看护，始终与其保持近距离，中途不能离开。

（3）婴幼儿使用娱乐运动设备过程中或上下楼梯时，工作人员应加强看护，与其保持较近距离并确保婴幼儿在视线范围内。

（4）婴幼儿玩耍运动前，对玩耍运动环境、设备设施进行安全性检查。

二、家长及监护人怎样预防婴幼儿跌倒伤

家长及监护人要为婴幼儿提供安全的家庭环境，包括：使用窗户护栏和楼梯门等家庭安全装置；将家具的锐利边角使用抗冲力的海绵等包裹起来；保持地面不湿滑；清除地面障碍物（电线、地毯的边角等）；使用安全玻璃；等等。同时提醒家长，不使用婴儿学步车、洗澡座及其他会导致伤害发生的装置等。其他家庭安全措施如下：

（1）在楼梯的顶端及底部安装和使用状况良好的楼梯门。选择竖向排列、间距为10厘米宽的栏杆，避免使用横向栏杆，以免婴幼儿攀爬。楼梯要有扶手。楼梯上的地毯要固定好，防止滑动。婴幼儿上楼梯时，家长及监护人应在后面保护；下楼梯时家长及监护人应在前面保护。家长及监护人要在婴幼儿的下方，这样一旦婴幼儿发生滑倒，成人容易发现，并及时采取保护措施。

（2）在住宅内所有窗户上安装婴幼儿不能打开的防护装置——护栏，但护栏要有开关，要保证遇到紧急情况时可以逃生。

（3）使婴儿床、椅子、大床、沙发和其他婴幼儿可以爬上去的装置远离窗户和阳台。

（4）不要让婴幼儿单独待在高处，如床上、沙发上。给婴儿换尿布时，要将一只手放在婴儿身上，以防婴儿乱动。最好在地板上或较低平面上换尿布。

（5）不要使用学步车。学步车会让婴幼儿在他们没准备好时，有更大的活动力和高度，这将会使婴幼儿处于危险之中，如从楼梯上摔下来伤及头部。

（6）当将婴幼儿放在高处的椅子、摇床及婴儿车上时，一定要使用带子将婴幼儿固定。

（7）排除家里的危险因素，如起褶的地毯、地板上的电线以及其他连线（网线等）；保证婴幼儿不在湿地板上行走。

（8）清除台阶上易造成滑倒的危险因素，保持楼道清洁整齐。

（9）如果院子里有户外游乐设施，那么要使用橡胶、木板、树皮或沙子做地表材料。

（10）如果家中有蹦床，那么注意以下几点：将其放置于远离建筑物、树木、有水泥表面的物体，并远离其他的娱乐区域；蹦床每次只允许上一个人，绝对不要同时上2个或2个以上的人；不要允许孩子在上面翻跟头，翻跟头不适合年龄较小的幼儿；幼儿玩蹦床时，父母应在旁边注意看护。

（11）检查婴幼儿容易跌倒的地方，在其附近的玻璃表面上贴上防碎膜，或用抗碎玻璃代替普通玻璃。

（12）在婴儿床或摇床旁边放上软地毯，以防婴幼儿摔出时受伤。睡床要靠墙壁并

有护栏。

（13）在浴缸或淋浴间内装上扶手和铺上防滑垫，避免孩子滑倒。

（14）不要让婴幼儿穿不合脚的鞋子或大人的鞋子。不要给婴幼儿穿裤腿过长的裤子，以免孩子被过长的裤子绊倒。

（15）告诉孩子哪些行为会带来危险，并禁止孩子做此类危险行为，比如不要在楼梯上推拉玩耍，不要跳级或下冲，防止跌伤。

（16）瓷器或玻璃器皿放在带锁的壁橱里，或孩子拿不到的高处。

（17）包裹家具锐利的边角，以防婴幼儿碰伤。

（18）当婴幼儿习得了新的技能，如滚、爬和攀登时，要密切注意新的危险因素。

知识链接

1. 预防婴幼儿跌落伤的注意事项

（1）不要在无人看管时把婴儿放在桌、椅、床等任何高出地面的物体上。

（2）婴儿床应设有护栏，床边地上要铺厚地毯或厚垫子。

（3）家具棱角应加防护装置或包裹起来。

（4）幼儿活动的房间不要乱堆放玩具、板凳等物品，以防绊倒磕伤。

（5）不要靠窗摆放桌、凳、床等家具，以免幼儿攀爬后从窗台上跌落。

（6）有楼梯的家庭，楼梯外侧要安装护栏，护栏中低部不要有横杆，以免幼儿攀爬。

（7）二楼以上楼层住户窗户上须安装安全防护栏，防护栏间距要小，防止幼儿钻出去或者卡在防护栏上。

（8）户外活动时，家长要注意观察有无障碍物或地面是否高低不平，在幼儿玩耍时坚持离手不离眼。

2. 婴幼儿坠床 / 跌倒后的正确处理步骤

（1）先冷静观察 10 秒钟，如果婴幼儿意识清晰、状态正常，没有明显损伤，家长则不用太担心。但因为有些颅内出血出现症状的时间比较慢，所以在婴幼儿摔倒 / 坠床后家长要密切观察婴幼儿 48 小时。

（2）如果婴幼儿意识不清，出现了精神萎靡、烦躁、走路不稳，年龄大一点的幼儿会说头痛，且出现口齿不清等情况，需要立即去医院。

（3）如果婴幼儿出现意识丧失、呼喊无应答的情况，家长应立即拨打 120。尽量不要搬动婴幼儿，宁可在家等待救护车的到来，也不要擅自送婴幼儿去医院。

（4）如果婴幼儿磕出包，有很多家长会下意识地帮婴幼儿揉一揉，但这样做是不正确的。跌撞出来的包一般是由于损伤处毛细血管破裂，血液循环加快而形成的肿块，通常这种血肿可以慢慢自行消除，不需要按揉消肿；再者，揉擦容易给婴幼儿造成新的损伤及出血，致使血肿变大或病情加重。所以，就算婴幼儿磕出包也无须按揉消肿。

（5）如果婴幼儿磕出淤青，不要揉搓，更不需要用活血化瘀的药，最好的办法是冷敷。用凉水浸湿毛巾或用毛巾裹住冰袋对淤青部位进行冷敷。每次冷敷 10 ～ 20 分钟，一天敷 3 ～ 4 次。

（6）如果婴幼儿有出血，家长可以用无菌纱布垫或干净的纱布直接紧压在伤口上，按压 5 ～ 10 分钟。但如果婴幼儿流血量大，按压 5 ～ 10 分钟都无法止血，则要立即带婴幼儿就医。

（7）如果婴幼儿胳膊、腿、手脚无法自如活动，需考虑婴幼儿是否是关节脱位或骨折。因为关节脱位、骨折虽然无法用肉眼直接观察判断，但如果婴幼儿出现关节脱位或骨折，身体会进行自我保护，出现肢体活动障碍现象。比如，婴幼儿的腿骨折了，他的腿在移动的时候会十分疼痛，如果你轻轻动一下，婴幼儿可能哭得更厉害了。这时候，家长应该马上带婴幼儿就医。

如果婴幼儿摔倒 / 坠床后，出现意识不清、出血量大、关节脱位或骨折等情况应立即就医。如果婴幼儿出现昏迷、意识丧失，要立即拨打 120。

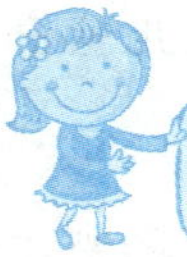

本章小结

本章主要介绍了婴幼儿跌倒伤的流行状况、常见原因、危险因素、应急处理方法和预防措施。通过本章的学习，同学们可以了解婴幼儿跌倒伤的流行状况和常见原因，熟悉导致婴幼儿跌倒伤的危险因素，掌握婴幼儿跌倒伤的应急处理方法和预防措施，具备一定的应急处理能力。虽然跌倒在婴幼儿成长过程中经常发生，一般不会造成严重伤害，但由于普遍和反复发生，也常会使婴幼儿受伤，甚至危及生命或造成残疾。我们应深刻理解婴幼儿跌倒伤预防与处理的现实意义，同时注重培养学生预防婴幼儿跌倒伤的安全意识与责任心以及认真细致的工作品德，尽可能减少婴幼儿跌倒或跌落造成的伤害。

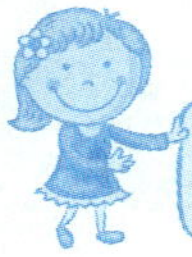

同步练习

一、不定项选择题

1. 跌倒是导致婴幼儿发生非致命伤害和残疾的（　　）。

A. 主要原因　　B. 首要原因　　C. 次要原因　　D. 第二原因

2. 为了预防婴幼儿跌倒，必须提供安全的环境，下面与跌倒有关的因素是（　　）。

A. 地面有水迹　　B. 地面凹凸不平　　C. 地面潮湿　　D. 以上都是

3. 发现婴幼儿跌倒受伤后，应先判断（　　）。

A. 意识　　B. 呼吸　　C. 心跳　　D. 以上都是

4. 下列不属于婴幼儿发生跌倒的自身相关因素的是（　　）。

A. 生长发育程度　　B. 性别　　C. 冒险行为　　D. 成人看护不当

5. 关于预防婴幼儿跌倒伤的说法，错误的是（　　）。

A. 小孩长得快，可以买大一码的鞋子　　B. 不要使用婴儿学步车

C. 不要给孩子穿裤腿过长的裤子　　D. 楼梯栏杆避免使用横向栏杆

6. 婴幼儿跌倒发生的常见原因有（　　）。

A. 婴儿被放置于没有护栏的床上

B. 婴儿床离窗口太近

C. 刚学会走路的孩子，没有采取安全的保护方法，或大人的辅助姿势不正确

D. 婴幼儿平衡控制能力较成年人差，在奔跑、跳跃、攀爬时跌倒

7. 常见的导致婴幼儿跌倒的因素有（　　）。

A. 猛跑　　B. 物体绊倒　　C. 台阶摔伤　　D. 坠床

8. 预防婴幼儿从家具上跌落的措施有（　　）。

A. 婴幼儿在床上活动时，家长要时刻看护

B. 不要让婴幼儿攀爬凳子、桌子、床等家具

C. 当婴幼儿坐在高处时，要时刻在旁边看护，最好用有安全带的儿童座椅

D. 当婴幼儿坐在椅子上时，教育他不要站起

9. 预防婴幼儿从窗口和阳台跌落的措施有（　　）。

A. 窗户边无婴幼儿可攀爬的桌子、凳子和沙发等家具

B. 窗户安装上婴幼儿不能打开的防护装置，如护栏，护栏不能有开关

C. 阳台的栏杆要足够高，婴幼儿不易攀爬

D. 阳台栏杆间的宽度要不易婴幼儿钻出

10. 户外娱乐运动场所预防跌落的措施有（　　）。

A. 检查场地和器材　　B. 认真看护

C. 服装没有任何挂件　　D. 规范安装娱乐运动设备

二、判断题

1. 跌倒是导致婴幼儿受到非致命伤害和残疾的首要原因。（　　）
2. 婴幼儿上下楼梯时，家长及监护人均应在其后面保护。（　　）
3. 婴幼儿跌倒导致四肢骨折时，应先止血、断肢复位后再固定。（　　）
4. 在窗户、楼梯、阳台等周围不摆放可攀爬的家具或设施以防婴幼儿跌落。（　　）
5. 预防跌倒的策略和措施不能影响对婴幼儿探索能力的培养。（　　）

三、简答题

1. 简述婴幼儿跌倒伤的危险因素。
2. 简述托育机构预防婴幼儿跌倒伤安全管理的主要内容。

四、思考题

婴幼儿正处于运动能力的发展过程中，在预防控制婴幼儿跌倒的过程中，采取的措施必须仔细权衡利弊。既要促进婴幼儿发育，允许他们玩耍、探索和积极活动，同时也要注意降低婴幼儿发生跌倒的危险。那么，该怎样平衡这两者间的关系呢？

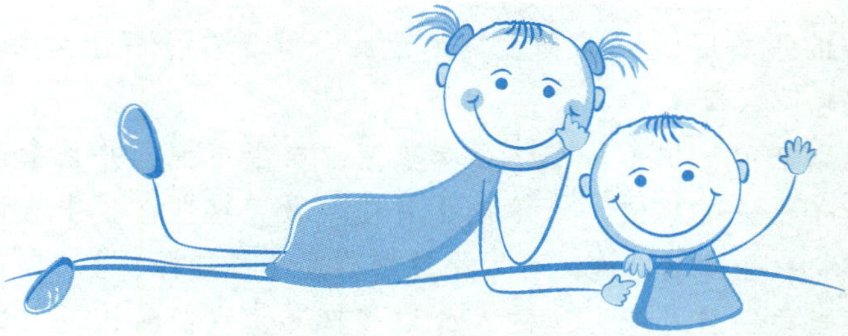

第五章　婴幼儿烧烫伤预防与处理

学习目标

知识目标

1. 熟悉烧烫伤的分度和症状特点。
2. 掌握烧烫伤的处理原则和方法。
3. 掌握烧烫伤的预防措施和安全管理。

能力目标

1. 能够对婴幼儿烧烫伤进行正确的急救处理。
2. 能够识别烧烫伤的危险因素并做好预防措施。

素养目标

1. 深刻理解烧烫伤预防与处理的现实意义。
2. 培养学生预防烧烫伤的安全意识与责任心和认真细致的工作品德。

案例导入

女孩就餐烫伤，爸妈立即就诊

傍晚6点左右，急诊室大厅里跑进来两个慌慌张张的家长，手上抱着哇哇大哭的小女孩。经了解，原来这一家三口在饭店里吃饭，小女孩不小心把桌上的热汤打翻洒在身上，小女孩顿时大哭起来，于是父母急忙把孩子送来医院诊治。小女孩的湿衣服还穿在身上，半边脸、脖子和手臂上大片皮肤烫伤发红，有些地方还起了水疱。

在医生到来前，护士马上帮小女孩把湿衣服剪掉，并且拿湿纱布敷在小女孩的脸和脖子上，并用流动水冲洗手臂处。做完这些，护士告诉家长其实在烫伤后立刻采取一些降温措施，可以将烫伤程度尽可能降低。

问题：当我们自己或身边的人遭遇烫伤时，我们应该怎么做才能降低受伤程度呢？

第一节　烧烫伤概述

一、烧烫伤的概念

烧烫伤指各种热源、光电、放射线等因素所致的人体组织损伤。热源主要有沸水、滚粥、热油、热蒸气或火焰等。烧烫伤是常见的急诊意外损伤，轻微的烧烫伤一般预后良好，大面积烧烫伤者，若处理不及时，会导致病情危重，甚至有生命危险。

二、烧烫伤的分度和症状

烧烫伤组织会出现变性坏死，体液渗出引起组织水肿、变性。小面积浅度烧烫伤，体液渗出有限，经代偿不影响全身的有效循环血量。大面积或深度烧烫伤时，因大量渗出、休克、感染等病理变化，易并发脓毒症和多器官功能障碍。

烧烫伤的严重程度主要根据烧烫伤的部位、面积大小和烧烫伤的深浅度来判断。烧烫伤在头面部，或虽不在头面部，但烧烫伤面积大、深度深的，都属于严重者。

烧烫伤按深度一般分为三度：

Ⅰ度：只伤及表皮层，受伤的皮肤红、肿、热、痛，但无水疱出现。

Ⅱ度：伤及真皮层，局部红肿、发热，疼痛难忍，有明显水疱。Ⅱ度又分为浅Ⅱ度和深Ⅱ度。浅Ⅱ度水疱比较大，基底是红润的，而深Ⅱ度水疱则比较小而密集，基底是苍白的，浅Ⅱ度比深Ⅱ度疼痛得更厉害。

Ⅲ度：全层皮肤包括皮肤下面的脂肪、骨和肌肉都受到伤害，皮肤焦黑、坏死，这时反而疼痛不剧烈，因为许多神经也都一起被损坏了。

烧烫伤分度如图 5-1 所示。

烧烫伤深度分三种

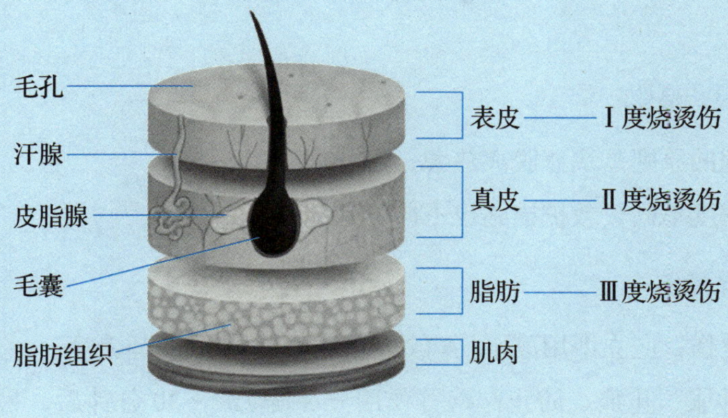

Ⅰ度烧烫伤

损伤最轻。仅伤及表皮浅层，烧伤皮肤发红、疼痛、明显触痛、有渗出或水肿。轻压受伤部位时局部变白，但没有水疱形成。

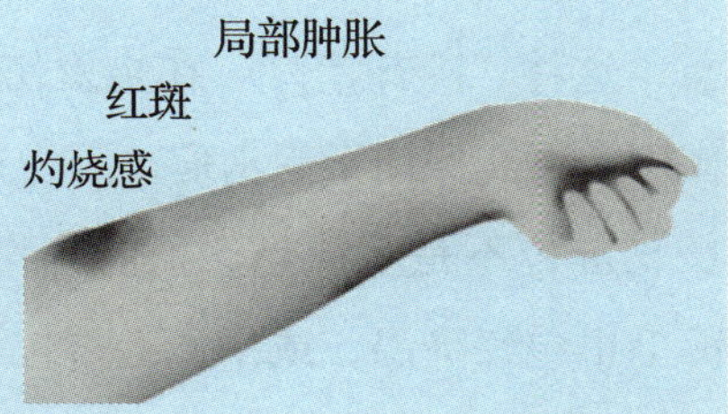

浅Ⅱ度烧烫伤

伤及表皮的生发层、真皮乳头层。局部红肿明显，水疱形成，疼痛明显。

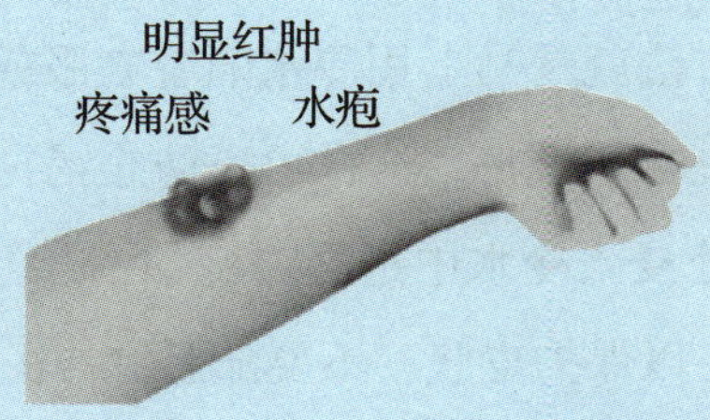

深Ⅱ度烧烫伤

伤及皮肤的真皮层，可有水疱，痛觉较迟钝。

Ⅲ度烧烫伤

损伤最深，全皮层烧伤甚至到皮下脂肪、肌肉或者骨骼。无水疱，烧伤表面发白、变软或者呈黑色、炭化皮革状。疼觉消失。烧伤区的毛发很容易拔出。

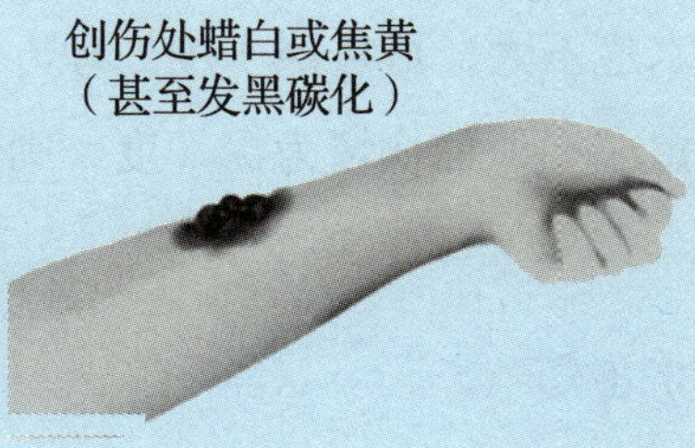

图 5-1　烧烫伤分度

第二节 烧烫伤的处理

一、烧烫伤处理原则

烧烫伤处理的原则是快速脱离热源，迅速离开现场。

烧烫伤的程度不同，救护措施也不同，具体如下。

（一）Ⅰ度烧烫伤

对Ⅰ度烧烫伤，应立即用凉水伤口处进行冲洗，即“冷却治疗”，它有降温、减轻余热损伤、减轻肿胀、止痛、防止起疱等作用。冲洗 15 ～ 30 分钟后，另接一盆冷水，将受伤部位完全浸入冷水中继续进行“冷却治疗”，一般再浸泡 15 ～ 30 分钟就能完全止痛。应当注意，这种“冷却治疗”在烧烫伤后要立即进行。如过了 5 分钟后才冲洗，则只能起止痛作用，不能保证不起水疱，因为这 5 分钟内烧烫的余热还在继续损伤肌肤。

如果烧烫伤部位不是手或足，不能将伤处浸泡在水中进行“冷却治疗”，则可将受伤部位用湿冷毛巾包好降温，或用干毛巾包裹冰袋进行局部冷敷。

如果穿着衣服或鞋袜的部位被烧伤或烫伤，千万不要急忙脱去受伤部位的衣服或鞋袜，否则会使表皮随同衣服或鞋袜一起脱落，这样不但痛苦，而且容易感染，迁延病程。最好的方法就是马上用冷水隔着衣服或鞋袜浇到伤处及周围，冲洗 15 ～ 30 分钟后再轻轻脱去鞋袜或衣裤，这样可以防止揭掉表皮，发生水肿和感染，同时又能止痛。接着，再将伤处浸入冷水中进行“冷却治疗”，最后涂抹烫伤膏即可。必要时可对伤处进行纱布包扎，以保护皮肤。不要随意涂抹民间“验方”，以防过敏或加重伤情。

（二）Ⅱ度烧烫伤

烧烫伤者经“冷却治疗”一定时间后，仍疼痛难忍，且伤处长起了水疱，说明已达到Ⅱ度烧烫伤。这时应尽量保证伤口皮肤完整性，防止感染，千万不可弄破水疱。如评估为浅Ⅱ度，水疱不大，可按照Ⅰ度处理方法处理，即浸泡后涂抹烫伤膏包扎，水疱会慢慢吸收而痊愈。如评估伤情为深Ⅱ度，则不要涂抹任何药物，而应简单包扎伤口后迅速送医治疗。

（三）Ⅲ度烧烫伤

对Ⅲ度烧烫伤者，应立即用清洁的被单或衣服简单包扎后迅速送医治疗。不可用毛衣、毛毡或其他容易脱屑的衣物包扎，避免伤处污染。创伤面也不要涂擦任何药物，保持清洁。

二、婴幼儿烧烫伤的处理方法

婴幼儿皮肤娇嫩，一旦发生烧烫伤，受伤程度要比成人严重得多，伤势较轻的可能会留下疤痕，程度严重时可危及生命。发生意外烧烫伤时，我们要牢记“冲、脱、泡、盖、送”急救五字诀。

（一）“冲”：烧烫伤后的即时冲淋降温

将烧烫伤的部位用清洁的流动冷水轻轻冲或浸泡 10 ～ 30 分钟，冷水可将热度迅速散去，以降低对深部组织的伤害。如果疼痛持续较重，可延长冲浸的时间，如果没有冷水，可用无害冷液体代替。一般的自来水中细菌含量很少，完全可以使用，不用担心可能发生感染。在没有自来水的情况下，井水、河水也可以使用。不要在伤处涂抹草药、牙膏、醋、酱油、色拉油等，此类物品可能会造成伤口细菌感染，并有可能加重烧烫伤深度。

（二）“脱”：除去燃烧后或浸满热液的衣物

在充分的冲洗和浸泡后，在冷水中小心除去衣物。可以用剪刀剪开衣服，千万不要强行剥去任何衣物，以免弄破水疱。因为水疱表皮在烧烫伤早期有保护创面的作用，能够减轻疼痛，减少渗出。由于烧烫伤后该部位及邻近部位会肿胀，要在伤处尚未肿胀前把戒指、手表、皮带、鞋子或其他紧身衣物去除，以防止肢体肿胀后无法去除，而造成血流不畅，出现更严重的损伤。

（三）“泡”：冷疗

疼痛明显者可持续将伤处浸泡在冷水中 10 ～ 30 分钟。此时，主要作用是缓解疼痛，烧烫伤极早期的冲洗能够减轻烧烫伤程度，十分重要。但对于大面积烧伤的患儿，要注意浸泡时间和水温，以免造成体温下降过度。

（四）“盖”：创面的覆盖

使用干净的或无菌的纱布或棉质的布类覆盖伤口，并加以固定。这样可以减少外界的污染和刺激，有助于保持创口的清洁和减轻疼痛。

（五）“送”：妥善转送医院

转送到专业治疗烧烫伤的医院进行进一步正规治疗。

烧烫伤急救五步曲如图 5-2 所示。

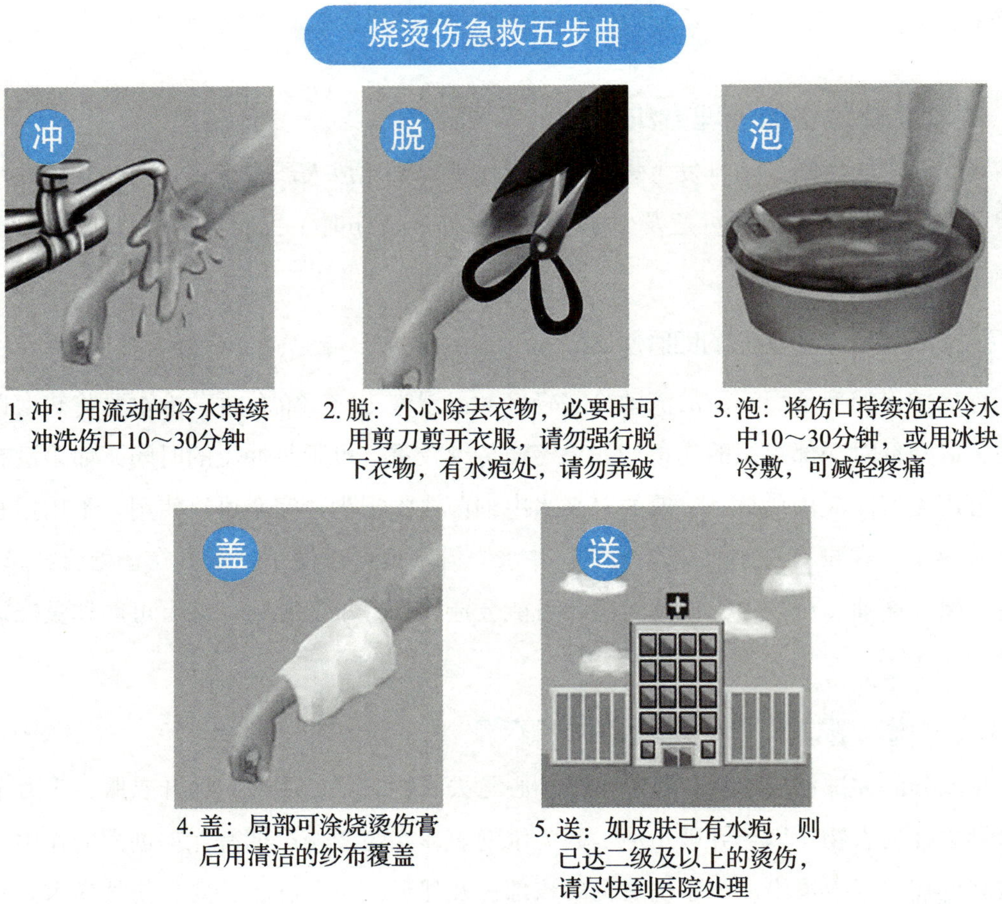

图 5-2　烫伤急救五步曲

注意事项：

（1）如果是化学制剂的烧伤，如石灰等，不要用水冲，要用干布擦除，并尽快送往医院。

（2）凡是起水疱、破皮，都要去医院，交给医生处理。

（3）不能用毛絮状的覆盖物覆盖伤口。

（4）如果是大面积的重度烧烫伤，除了以上流程外，还要及时拨打120，送往就近医院进行抗休克急救，并快速建立急救通道。

知识链接

烧烫伤的六大误区

误区 1：烧烫伤后用牙膏、酱油、肥皂或偏方涂抹

烧烫伤后皮肤缺乏保护，如涂抹物品未经消毒，可能引起感染、留下瘢痕和色素沉

淀。高盐（酱油）或碱性（肥皂）物质还会造成局部组织损伤。偏方的有效成分未经提炼，直接使用可能会增加感染或过敏风险。

误区 2：烧烫伤后立刻冰敷降温

烧烫伤后的“冷却治疗”用自来水冲洗即可。烧烫伤可能损伤神经，造成局部麻木和感觉迟钝，立刻冰敷可能使皮肤因为过度降温而冻伤。

误区 3：挑破水疱可以加速痊愈

完整的水疱壁能够使创面保持在无菌状态，预防继发感染。因此小水疱千万不要挑破，体积较大的，为了避免擦破和疼痛，可在无菌状态下进行处理。可用无菌注射器的针头抽取液体，也可用无菌剪刀在较低的位置剪一小口，将液体引流。伤口无菌处理完成后再进行包扎。

误区 4：烧烫伤后衣服也很热，应该立刻脱掉

如果烧烫伤已经出现大疱或皮肤破损，在脱衣过程中，会加重创面摩擦和损伤，应连带衣服一起冷水浸泡，再小心脱去衣服。如果衣服较紧身，或者衣物与创面有粘连，也应在冷水浸泡后，用剪刀剪开，小心分离。

误区 5：担心创面摩擦受损，直接用纱布或棉布包扎

早期的烧烫伤创面比较湿润，有较多分泌物，直接包扎会引起继发感染和创面粘连，应在无菌清创后，覆盖抗生素软膏，再进行包扎。

误区 6：烫伤后不疼、没有大疱就说明不严重

一度烫伤及浅二度烫伤疼痛明显，甚至出现大疱；深二度及三度烫伤，伤及深部组织，反而疼痛小，水疱小，所以不能用疼痛和水疱来判定烫伤严重程度。

第三节 烧烫伤的预防与安全管理

婴幼儿烧烫伤，最重要的是预防。学完前面的处理方法，我们再来看看如何有效预防婴幼儿烧烫伤，保护孩子免受伤害。

一、户外烧烫伤预防与安全管理

婴幼儿烧烫伤常常是监护不当所致，需要加强监护人的安全预防意识。主要体现在以下几个方面：

（1）去公共场合，一定要首先确定绿色通道的位置。

（2）家长一定要看管好自己的小孩：将开水放到远离桌沿，孩子碰不到的位置；去饭馆吃饭，不要让孩子乱跑；买了各种气球后，一定要让气球远离高温或者明火，防止气球爆炸。

（3）不要把电瓶车推进电梯或楼道（看到了一定要制止），注意电器的使用以及老旧线路的维修与更换。

（4）妥善保管易燃、腐蚀性化学液体，使用酒精灯时一定要注意操作方法。

二、托育机构烧烫伤预防与安全管理

托育机构需制定和落实预防婴幼儿烧烫伤的管理细则，制定烧烫伤的应急预案。主要内容包括：

（1）托育机构老师应做到如下几点：幼儿洗手前教师先试水温，温度适宜再洗；热汤、热粥等食物，温度适宜时再端入班级，并放在安全的地方，分发食品时不要越过幼儿头顶传递，要从幼儿身体侧面送到幼儿面前；教师提开水壶或开水桶时均须加盖，要注意避免烫伤在周围玩耍的幼儿；暖水瓶要注意放在幼儿拿不到的地方；幼儿不得出入厨房，不得接近有火、有电、有煤气、有热水的地方。

（2）各托育机构要成立项目实施小组，把婴幼儿烧烫伤预防教育纳入学校安全教育教学之中，每个班配备专门授课教师，开展预防烧烫伤课程，全面培养孩子的安全意识和自护能力。

（3）强化活动效果，授课教师要积极配合中国社会福利基金会烧烫伤关爱公益基金举行的推广活动，及时进行反馈。

三、家庭烧烫伤预防与安全管理

家里虽小，但危险因素也不少。家长在家庭中要看护好婴幼儿，让其远离热源电源，远离各类危险品，避免烧烫伤。

（1）家庭第一危险地区是厨房。厨房应是婴幼儿的“禁区”，不得进入，可于厨房门口安置婴幼儿隔栏。厨房里各类高温锅具、食物是最易烫伤婴幼儿的“罪魁祸首”了。

（2）家庭第二危险地区是浴室。热水器事先调好温度，再给孩子洗澡，记得一定要先放冷水，再放热水，一般洗澡的水温为 39℃～41℃。放热水时不要让孩子在身边玩耍，也不应中途离开（如接电话等）。洗澡过程中不要直接用淋浴喷头对着孩子冲洗，要事先自己试试温度，再给孩子冲洗。

（3）家庭第三危险地区是客厅或卧室。婴幼儿好动，墙角电源插头要保护好，闲置的电源插座要用专用的插盖封闭，避免婴幼儿用手指摸抠插座孔触电。在冬季要让取暖设备远离婴幼儿，慎用电暖宝和热水袋。用剩的腐蚀类化学剂如烧碱、管道疏通剂等不要放在可乐等饮料瓶中，以免婴幼儿误服，灼伤口腔和消化道。

知识链接

1. 烧烫伤预防童谣

烧烫伤预防童谣

烫饭菜，凉一凉，不要用火做游戏。
开水壶，要远离，别让热气嘘着你。
手指伤，有点红，摸牢耳朵可降温。
面积大，冷水冲，涂上专门的药膏。
一冲洗，二护送，烫得重了送医院。

2. 婴幼儿烧烫伤家庭急救处理原则（见图 5-3）

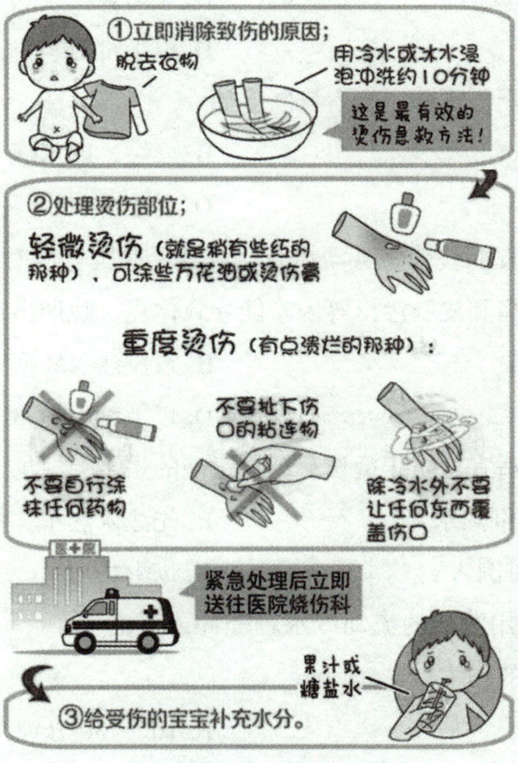

图 5-3　婴幼儿烧烫伤家庭急救处理原则

本章小结

本章主要介绍了婴幼儿烧烫伤的分度和症状、烧烫伤的急救处理，以及烧烫伤的预防和安全措施。通过本章的学习，同学们能够了解发生婴幼儿烧烫伤事件时的“急救五字诀”。同时，烧烫伤安全隐患的识别和排查、预防措施以及安全管理是托育安全照护的重要内容，同学们应养成良好的安全责任意识，预防为主，降低孩子受伤害的风险。

同步练习

一、不定项选择题

1. 烧伤和烫伤主要由火焰、沸水、热油、电流、放射线、化学物质（如强酸、强碱）等物质引起。最常见的是（　　）。

A. 火焰烧伤、沸水烫伤　　B. 火焰烧伤，热水、热油烫伤

C. 热水、热油烫伤　　D. 以上都对

2. 烧伤和烫伤首先损伤皮肤，轻者皮肤疼痛、（　　）。

A. 肿胀、起水疱　　B. 溃烂、起水疱

C. 肿胀、溃烂　　D. 以上都对

3. 烧伤和烫伤重者皮肤烧焦，甚至血管、神经、肌腱等同时受损。呼吸道也可能烧伤。烧伤引起的剧烈疼痛和皮肤渗出等因素能导致休克，晚期出现（　　）。

A. 感染、损伤皮肤　　B. 败血症、坏疽

C. 渗出、危及生命　　D. 以上都不对

4. 淋浴要注意水温适宜，防止烫伤。以下正确的是（　　）

A. 先注入冷水，再倒热水　　B. 先注入热水，再倒冷水

C. 冷水、热水同时倒入　　D. 以上均可

5. 将烧烫伤的部位用清洁的流动冷水轻轻冲或浸泡（　　），冷水可将热度迅速散去，以降低对深部组织的伤害。

A. 20 ～ 30 分钟　　B. 10 ～ 30 分钟

C. 10 ～ 20 分钟　　D. 20 ～ 40 分钟

6. 婴幼儿烧烫伤经常发生的年龄有（　　）。

A. 2 岁　　B. 3 岁　　C. 4 岁　　D. 5 岁

7. 烧烫伤发生的原因包括（　　）。

A. 婴幼儿因好奇摆弄火柴或打火机等火种玩耍

B. 婴幼儿拉扯桌布，引起盛放热液的容器翻倒

C. 开水瓶、饮水机的放置位置过低

D. 冬季使用保暖用品，如热水袋、暖手宝等

8. 关于烧烫伤的急救处理，说法正确的是（　　）。

A. 大面积烧伤和重度烧伤，切不可擅自涂抹任何东西，保持创面清洁完整，用清洁的床单或衬衫盖住伤口，立即送往医院做首次处理

B. 没起水疱时，立即用冷水冲或浸泡，一般时间在 10 ～ 30 分钟，可用纱布轻轻外敷，切勿揉搓，以免破皮

C. 已起疱尤其是皮肤已破，切不可用水冲，不可把水疱弄破，有衣服粘连不可撕拉，可剪去伤口周围的衣物，及时以冰袋降温

D. 对于化学用品如酸引起的灼伤，不可用凉水冲，要用布擦干，并立即送往医院

9. 关于烧烫伤在厨房的预防措施，说法正确的是（　　）。

A. 家中暖瓶、饮水器放在高处，让孩子不易碰到

B. 在厨房做饭菜时，人不要离开或将门关上，以防止孩子突然闯入

C. 点火用具，如打火机、火柴放在孩子不易取得之处

D. 电饭煲等热容器当盛有热食物时不放在地上或低处

10. 关于卫生间烧烫伤的预防措施，说法正确的是（　　）。

A. 不要将幼儿单独留在卫生间

B. 在澡盆里要先放冷水，再放热水

C. 冷水和热水，都要大人用手先试后，再给婴幼儿用

D. 给婴儿洗澡时，要考虑到婴儿体温与大人手掌温度有很大差异，婴儿比成人怕热，对寒冷的耐受性好，水温要在 40℃左右

二、判断题

1. 烧烫伤指各种热源、光电、放射线等因素所致的人体组织损伤。热源主要有沸水、滚粥、热油、热蒸气或火焰等。（　　）

2. 在没有自来水的情况下，也可以使用井水、河水来冲洗或浸泡伤处，也可以在伤处涂抹牙膏、醋、酱油等，不会造成伤口细菌感染。（　　）

3. 家庭中引起烧烫伤的因素有热水、开关、厨房等。（　　）

4. 婴幼儿发生意外烧烫伤时，我们要牢记“冲、脱、盖、泡、送”急救五字诀。（　　）

5. 婴幼儿烧烫伤按深度一般分为三度：轻度、中度和重度。（　　）

三、简答题

1. 简述烧烫伤的分度。

2. 简述烧烫伤的处理原则及方法。

3. 简述托育机构烧烫伤预防及安全管理的内容。

四、思考题

思考并完善本章开头案例导入中的问题。

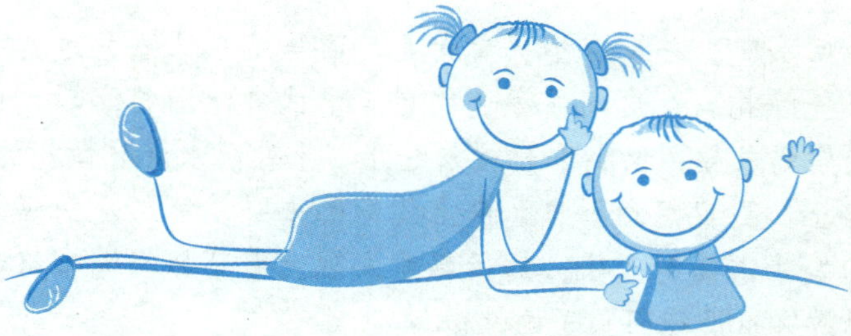

第六章　婴幼儿溺水预防与处理

学习目标

知识目标

1. 了解溺水的类型和症状特点。
2. 掌握溺水的救助原则。
3. 掌握溺水的预防措施和安全管理。

能力目标

1. 能够对婴幼儿溺水进行急救处理。
2. 能够正确实施心肺复苏术。
3. 能够正确操作 AED。
4. 能够辨识溺水危险因素并加以整改。

素养目标

1. 了解溺水预防工作的重要性，任何时候都不可放松。
2. 增强对生命的敬畏，急救处理要全力以赴，不可轻言放弃。

案例导入

女童溺水 90 秒，妈妈就在身旁

2018 年 7 月，福州吴女士带着儿子和刚过 1 岁生日的女儿游泳时，因觉得工作人员给的背心式泳圈太松，便给女儿换上了坐式儿童游泳圈。女婴坐在坐式泳圈上玩水，伸手去拿泳池中的球时，不慎落水。此时，妈妈正好背对着游

泳池，但她回头时，并没有抬头看女儿，而是站在泳池旁边看手机。女婴在水下，四肢不停挣扎。在这期间旁边的男童尝试拿泳圈给女婴，但没有成功，男童第一次向妈妈求救，但小手被对方甩开。此时溺水女婴挣扎的动作越来越小，直至完全停止。男童想拿下自己身上的泳圈未果，第二次向妈妈求救。等到男童第三次向妈妈求助时，粗心的妈妈才发现大事不妙，慌忙将女儿捞出，送往医院，然而最终也没挽回孩子的性命。

问题：你怎样看待这次事故？如果时间可以倒回，应该怎样做才可以挽回孩子的生命呢？

第一节　溺水概述

一、溺水的概念

溺水，又称淹溺，是指人淹没于水或其他液体中，水与污泥、杂草等物堵塞呼吸道和肺泡，或因咽喉、气管发生反射性痉挛，引起窒息和缺氧，肺泡失去通气、换气功能，使机体处于危急状态，由此导致呼吸、心搏停止而致死亡。溺水是导致儿童受伤、死亡的第二大原因，多发生于青少年及 4 岁以下的婴幼儿，死亡率占到所有溺水死亡儿童的 80% 之多，夏季高发。淹溺的进程很快，若抢救不及时，溺水者一般 4 ～ 5 分钟即可呼吸停止死亡。研究指出，溺水 6 ～ 9 分钟死亡率达 65%，超过 25 分钟，就可 100% 合并严重的后遗症甚至死亡。但是若 1 ～ 2 分钟内得到正确救护，挽救成功率可达 100%，因此溺水急救必须分秒必争。

二、溺水的分类和表现

溺水可分为两种，一种是最常见的湿性溺水，即水、污泥或水草等进入或堵塞呼吸道和肺泡而导致的呼吸功能丧失，占 90%；另一种是干性溺水，溺水者呼吸道内无水或仅有少量水，由于喉头痉挛，呼吸道梗阻而造成窒息死亡，占 10%。溺水者不会呼救，也无法挥手求救，溺水最重要的迹象就是看起来不像溺水，他们看起来可能只是抬头在看天空、岸际、泳池边或码头。这时你呼唤他，或者询问“你还好吗？”，如果他们能回答就没事。如果眼神涣散，可能只有不到半分钟的时间去挽救他们的生命。对于婴幼儿来说，一般在戏水的时候都是很闹腾的，一旦安静下来，就要格外引起重视了，一定要赶快检查婴幼儿是否发生了溺水。溺水的常见表现如图 6-1 所示。

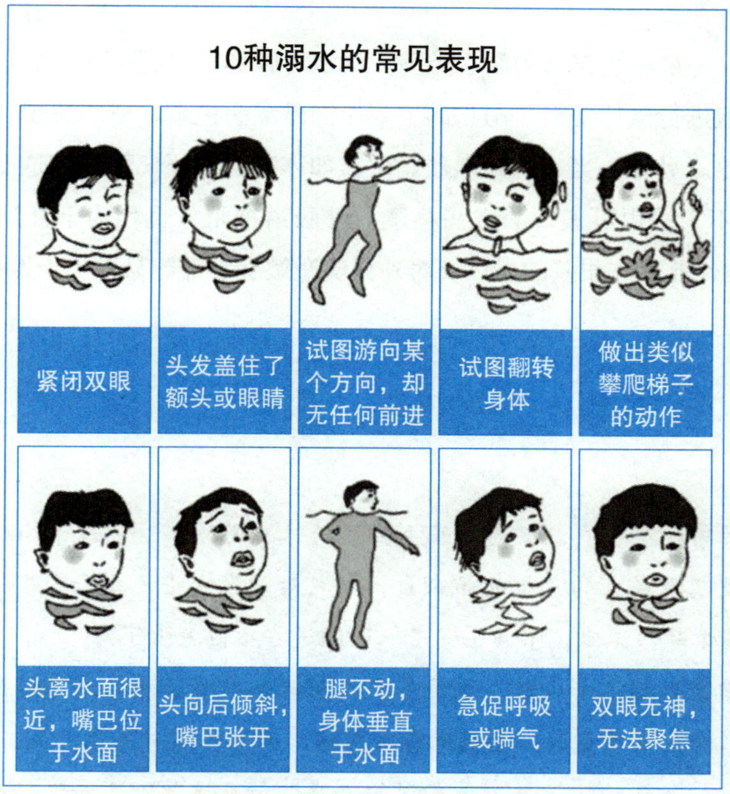

图 6-1　溺水的常见表现

（一）湿性溺水

湿性溺水是最常见的溺水类型。人淹没于水中，首先是反应性屏气，避免水进入呼吸道，因此溺水常常是无声的。由于缺氧，不能坚持屏气而被迫深呼吸，从而使水进入呼吸道和肺，引起全身进一步缺氧和二氧化碳潴留。

如溺水时间短，即在喉痉挛早期（淹溺 1 ～ 2 分钟内）获救，则主要为窒息的缺氧表现，获救后神志多清醒，有呛咳，呼吸频率加快，血压升高，胸闷胀不适，四肢酸痛无力。在喉痉挛晚期（淹溺 3 ～ 4 分钟内）获救则窒息和缺氧时间较长，可有神志模糊、烦躁不安、剧烈咳嗽、喘憋、心率慢、皮肤冷等征象。喉痉挛期之后水进入呼吸道、消化道的临床表现为意识障碍、眼睑及面部水肿、眼充血、口鼻血性泡沫痰、皮肤冷白、发绀、呼吸困难、上腹较膨胀。淹溺时间达 5 分钟以上时表现为神志昏迷、口鼻血性分泌物、发绀重、呼吸憋喘或微弱浅表、心音不清、呼吸衰竭、心力衰竭，以至瞳孔散大、呼吸心跳停止。溺水时间长的患者，一部分为湿性溺水，一部分由于喉部持续痉挛而表现为干性溺水。

（二）干性溺水

干性溺水，是最容易误诊的溺水类型。溺水者肺部没有进水或者少量进水，进水量不足以影响肺泡进行气体交换，溺亡的主要原因是喉头痉挛、声门关闭、脑部缺氧窒息后引起心搏骤停。另外，当人受到强烈刺激，如冰冷、惊吓、惊恐或过度紧张时，虽然与水源关系并不大，也可表现为喉头痉挛、呼吸道梗阻，也称为干性溺水。过敏体质者、5 岁以下婴幼儿、体质差的人以及对外界刺激敏感者都容易发生干性溺水。

小案例

隐形的溺水

张女士带着 3 个 5 岁以下的孩子去社区游泳池游泳。这位母亲小心翼翼地看护着他们，但没想到最大的危机反而来自出水之后。张女士的儿子 3 岁的童童在母亲身侧玩耍时不慎跌入泳池，张女士穿着衣服跳进去把他救上了岸。

但就在回家后的几个小时，这位母亲发现情况不对。原本遵循以前的作息准备睡觉，但当张女士哄童童时，发现他有些发热，而且体温一直在升高，且开始昏睡。凭母亲的直觉，她认为儿子并不是普通的流感，而且她曾听朋友说起过干性溺水的知识，于是匆忙将其带往医院。

经检查，童童掉入游泳池后，呛入了一些水，这些水在他上岸之后依旧停留在他的肺中。X 光显示他经历了干性溺水，如果再晚送来一会儿就会致命。

问题：童童的溺水和普通的淹溺有什么不同？

发生干性溺水时，首先会出现口唇发干、呼吸困难、颜面肿胀、嗜睡、倦怠等症状，接着就会出现昏迷、窒息甚至死亡。但也有少量患者，在被施救上岸后，肺内仅仅吸入少量的水，表面看来其早期意识状态、呼吸、循环均无明显异常，却在随后的数小时甚至 72 小时后发生严重呼吸窘迫甚至危及生命，被称为“二次溺水”，如上述案例中的童童。其实质为溺水后持续的病理变化过程，目前机制尚不明确，可能与水进入肺内破坏肺表面活性物质有关。

日常喂水或喂奶、自主状况下发生的瞬间呛咳，并非干性溺水，也不会引起二次溺水，不需要惊慌。

第二节　溺水的处理

一、溺水的救助原则

溺水现场急救需争分夺秒，既要保证施救者的安全，又要争取被救者尽快脱离水源。溺水的现场救援需要遵循四个原则：岸上救助优先、团队救助优先、工具救助优先、呼救报警优先。

小案例

1. 2015 年 4 月 5 日下午，汕头潮阳区金灶镇新林水库发生一起 7 人溺水死亡的意外事故。事故起因是一小孩扫墓后到水库洗手失足落水，其父母、兄弟姐妹和亲戚接连下水救援，由于不识水性，相继溺水身亡。

2. 2007 年 11 月的一天，河南水上义务救援志愿者联盟主席韩东华刚结束冬泳，突遇路人落水。韩东华立刻从电动车上拿出备用车内胎当救生圈。靠近出事地点时，发现落水者的一名家人正在河里吃力地救助。他迅速判断：已有人下水救援，此时最需要“岸上接应”。紧要关头，他在围观者的车辆中找到一根绳子，马上抛向河中的施救者，并指引他系在落水者腰上。施救者已经筋疲力尽，眼看就要往下沉，他赶紧把车胎扔过去，几个人一起使劲拉绳子，才把两人成功拉上岸。

（一）岸上救助优先

《水上救生技术》对救生原则有明确表述：岸上救援先于水中救援；集体救援优于个人救援；器具救援胜于徒手救援。岸上救助时，首先要镇静，充分利用工具，可将衣物、竹竿、长绳等物抛给落水者将他拉上岸。此时，救援者应注意自我重心的控制，不可直接用手拉，防止失去重心，反被落水者拉下水。

（二）团队救助优先

团队必须要有分工，有人下水施救，有人在岸上提供工具等支援，有人打 110 或 120 电话，准备实施上岸后的急救。要充分利用团队协作，万不得已时，放弃也是明智之举。勉强而为，不但没有意义，有时还会适得其反。

（三）工具救助优先

很多不必要的伤害是因为施救者不善于利用工具。泳圈、木条、泡沫板、大塑料瓶等漂浮物都是救生工具，将其抛给落水者，并告知其不要试图爬上浮具，只能用手抓住借力将头浮出水面呼吸。

（四）呼救报警优先

不应过度宣传盲目舍己救人的行为，否则会误导没有救生技术的人冲动下水。可大声呼救，向现场群众求助救援工具，并拨打 110 或 120 求助。成年人也应在第一时间大声呼救或报警求援，才不会错过黄金急救时间。

知识链接

入水救援

在保证自身安全的前提下，成人可入水救援。救援者下水前应尽快脱去衣裤和鞋子，入水时看清落水者位置，保持其始终在视线范围内。有条件者应尽可能带浮具下水救援，让落水者先抓住漂浮物再协助其游向岸边。对神志清醒者要大声呼唤并告知其要放弃挣扎并听从指挥。在救助过程中要保证落水者头面部露出水面，一方面可以保证其顺利呼吸，另一方面可以减轻落水者的危机感和恐惧感，减少挣扎，保存体力，利于救援。如果没有漂浮物，可采取以下方式：

（1）从落水者背后靠近，一手从落水者前胸伸至对侧腋下，肘部紧压其胸，将其头部紧紧夹在自己胸前拉出水面，用髋部顶住落水者的腰，另一只手划水，侧泳腿夹水将其拖向岸边。

（2）从落水者背后靠近，双手从两侧夹住落水者头部，托起下颚，仰泳将其拖向岸边。

（3）从落水者背后靠近，双手从落水者腋下钩起，仰泳将其拖向岸边。

（4）推进式：落水者从前面或后面双手搭住救助者双肩，救助者以蛙泳拖带。

（5）双人、三人、四人搭桥式，集体配合救援，注意保持相同频率。

入水救援时，救助者一旦被落水者抓住将是非常危险的情形，因为在水中与其纠缠会耗费救助者大量体力，无法实施救援，甚至耗尽体力而丧命。故要特别注意不要被其抓住。

二、溺水的处理方法

救起溺水者后要迅速开展岸上急救，根据其意识状况实施不同的急救措施。注意分工合作，拨打救援电话者要语言简单明晰，口齿清楚。人群密集时，要协助给急救车辆疏通道路。抢救过程始终要做好保暖，四肢做向心性按摩，促进血液循环，溺水者恢复意识后要给予热饮。

上岸后先检查其口腔、鼻腔内有无淤泥和杂物，清理呼吸道，同时松解溺水者内衣、裤带、领口、袖口等，并通过拍打、呼唤的方式（如“能听见吗？”）查看溺水者有无意识。如果意识清楚，生命体征平稳，能够给予回应，语言表达比较流畅，说明溺水时间短。首先安抚溺水者，使其保持较为舒适的体位；守在溺水者身旁，密切观察其生命体征，直至急救人员赶到。如有条件，可为溺水者脱下湿衣物，盖上干净衣物以保暖。可以拍打溺水者的背部，促进咳嗽反射，帮助其将误吸到气管里面的水咳嗽出来。如果溺水者没有意识，可用 5 ～ 10 秒评估心跳和呼吸（方法见心肺复苏术），并立刻实施心肺复苏术。

对溺亡者的解剖研究发现，其呼吸道里的水很少，只有约 15% 的少数溺亡者肺部吸入超过 22ml/kg 的水，胃里有水也不会导致窒息死亡，其身亡的主要原因是呼吸道受到刺激后反射性关闭，而并非水堵塞气道。因此各种形式的倒水是没有必要的，只会延误救助。特别是对于干性溺水的病例，无须待意识丧失，一旦发现应尽早实施心肺复苏术。

三、心肺复苏术

通过人工呼吸和胸外心脏按压，为心脏停搏的患者在短时间内提供人工的心肺功能支持，使生命得以维持，这种方法称为心肺复苏术（cardiopulmonary resuscitation，CPR）。心肺复苏术常用于溺水、电击、猝死、中毒、交通事故、地震等多种意外伤害的紧急救护中。人类猝死 87.7% 发生在医院以外，没有医护人员参与抢救。猝死人员有 35% ～ 40% 如经现场及时实施心肺复苏术，可以挽回生命。

自主呼吸和心跳停止后，人体处于完全缺血缺氧状态，大脑活动暂时停止，但尚未到不可逆的阶段，尚有存在实施心肺复苏术及脑恢复机能机会的一段时间，通常为 4 分钟左右（临床死亡）。4 分钟内进行复苏者，一半人可被救活；4 ～ 6 分钟内进行复苏者 10% 能被救活，超过 6 分钟存活率仅为 4%，超过 10 分钟存活率几乎为 0。因此实施心肺复苏术的原则是，越早实施越好。在心跳呼吸停止后 4 分钟内即开始 CPR，可获得较高的复苏成功率。正确有效的 CPR 关键在于准确的评估、正确的干预，以及正规的培训。

（一）生命链

“生命链”是近几年来才在国际上出现的一个重要的急救专用名词，很快就被社会、专家和公众所接受了。它是针对现代社区、生活模式而提出的以现场“第一目击者”为开始至专业急救人员到达进行抢救为止的一系列环节所组成的“链”。它错落有致，紧密相连，前后衔接，环环相扣。专家们将这条链称为“生命链”（chain of survival）。生命链的末端连接着医院。“生命链”是提高 CPR 成功率的唯一途径。“生命链”普及、实施得越广泛，危急患者获救的成功率就越高。

“生命链”有四个互相联系的环节序列（见图 6-2），即“四个尽早”：尽早呼救并到达患者身旁；尽早进行徒手 CPR；尽早进行电击除颤；尽早进行高级生命支持。生命链最重要的环节依赖于非专业医务人员。

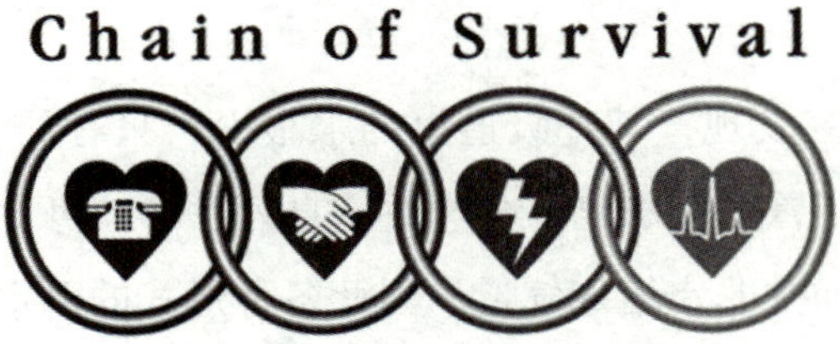

图 6-2　生命链

（二）CPR 的操作步骤

1. 评估

（1）评估现场环境。

急救时，眼睛环顾四周，看上、下、左、右，确保无水灾、火灾、雷电、房屋倒塌、煤气泄漏、高空坠物、高压电线等，保证环境安全。确保救人者安全，才能救出更多的人。

小案例

2016 年 11 月 15 日晚，四川高速发生二次交通事故，一名 23 岁的女护士在救援过程中被撞当场身亡。据高速交警部门介绍，高速原本就极其危险，在长久疲劳驾驶、雨雪恶劣天气、超速超载等外因影响下，若是处理事故不及时或摆放警示牌时间过长、长时间站在行驶车道，便极其容易引发二次事故。

（2）判断意识状态。

轻拍双肩，轻唤双耳，问“孩子你能听见吗?”，不要过分摇晃患儿头部和身体。对于1岁以下婴儿，可拍击足底、捏掐上臂，看是否有睁眼、啼哭等反应。如无意识，可高声呼救，请周围人打120电话后回来帮忙。如图6-3所示。

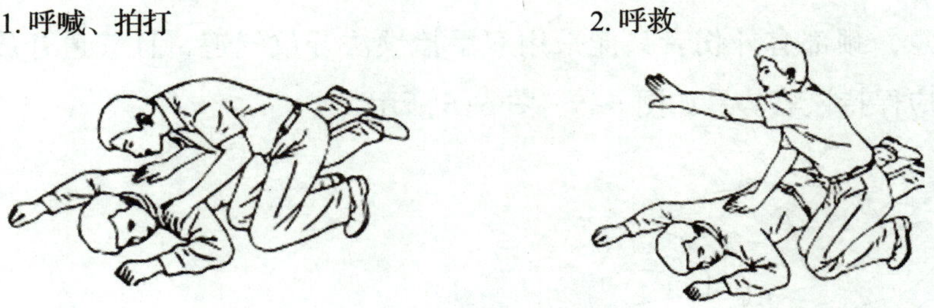

图 6-3　判断意识状态

（3）评估生命体征。

将患儿置于适当体位，去枕仰卧位，放在硬板或平地上，后背不能依靠软的物品。头颈躯干无扭曲，双手放于躯干两侧，解开衣物，暴露前胸，松衣领和裤带。翻身时应注意保护患儿颈椎。将患儿双手上举，一手托住颈部，另一手扶住肩部转动至仰卧位。

触摸颈动脉，颈动脉位于喉结旁开2厘米凹陷处（约1横指），1岁以下婴儿可触及肱动脉（肘窝）或股动脉（大腿根），未触及动脉搏动、1岁至青春期儿童心率<60次/分、新生儿心率<80次/分均视为心搏停止；同时靠近口鼻聆听呼吸声或平视患儿胸部有无起伏，观察有无呼吸。叹气样呼吸视为呼吸停止。评估时间5～10秒。如图6-4所示。有呼吸，保持呼吸道通畅；无呼吸，则立即进行人工呼吸。

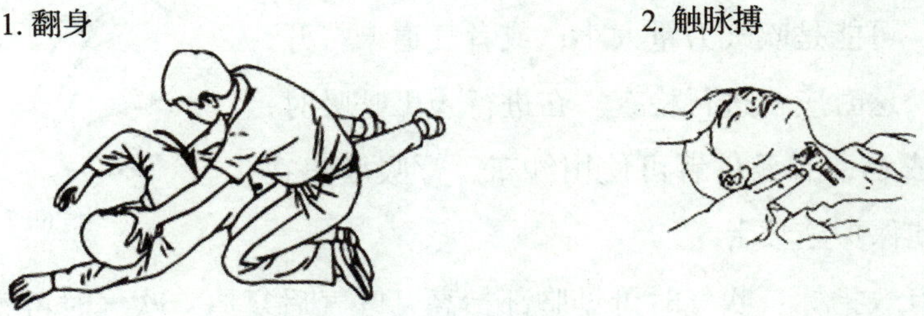

图 6-4　评估生命体征

2. 打开气道（Airway，A）

心跳呼吸停止的患儿肌肉是松弛的，因此舌根后坠堵塞气道很常见，所以，开放气道是人工呼吸前的必需动作。应先清理溺水者呼吸道杂物，然后再开放气道。首选仰头抬颌法：抢救者将一手掌小鱼际（小拇指侧）置于患儿前额，下压使其头部后仰，另一手的食指和中指置于靠近颏部的下颌骨下方，将颏部向前抬起，帮助头部后仰，使耳垂和下颌角连线与地面呈 90°，气道开放。必要时拇指可轻牵下唇，使口微微张开。如果是高空坠落或交通事故导致的伤害，颈椎或许有损伤，可采用双手抬颌法来打开气道。让患儿平卧，抢救者用双手从两侧抓紧患儿的双下颌并托起，使头后仰，下颌骨前移，即可打开气道。此法适用于颈部有外伤者，以下颌上提为主，不能将患儿头部后仰及左右转动。注意，颈部有外伤者只能采用双手抬颌法开放气道，且气道开放后，在整个 CPR 过程中应保持该姿势。如图 6-5、图 6-6 所示。

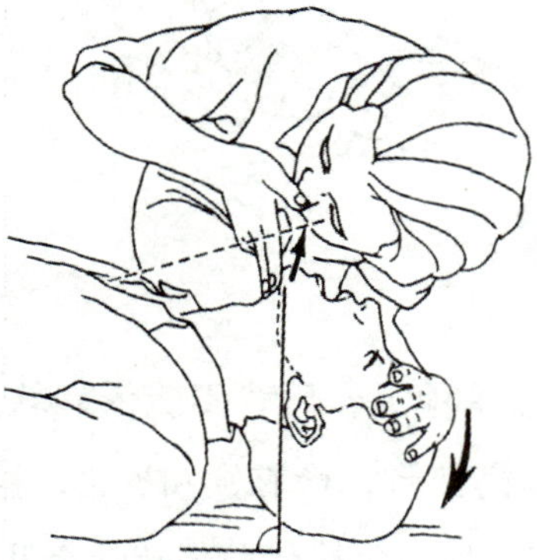

图 6-5　仰头抬颌法

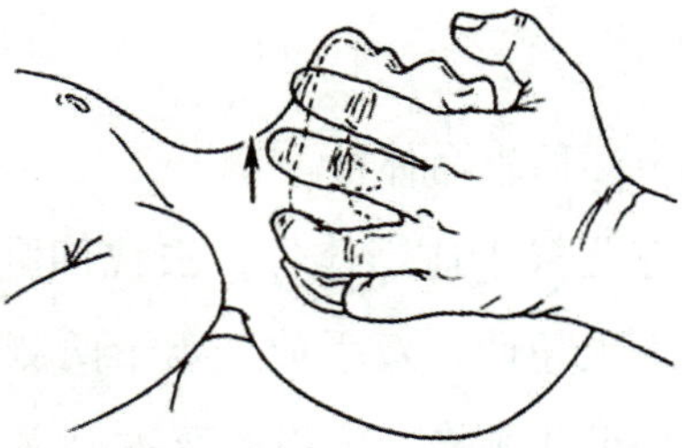

图 6-6　双手抬颌法

3. 人工呼吸（Breathing，B）

捏住患儿鼻孔，吸气后，口唇完全包裹患儿口唇，先连续吹气 2 ～ 5 次，持续 1 秒，放松 1 秒（见图 6-7）。牙关紧闭者可吹鼻孔。新生儿和小婴儿可同时含住口鼻，但吹气不可太用力，胸部略有起伏即可。如果吹气后，不见胸部起伏，可能是吹气力量太小，或者气道未打开，或呼吸道阻塞，这时应再进行检查。在进行人工呼吸时，施救者可使用衣物，有条件者可使用纱布、呼吸膜垫在患者口部，以便保护施救者。

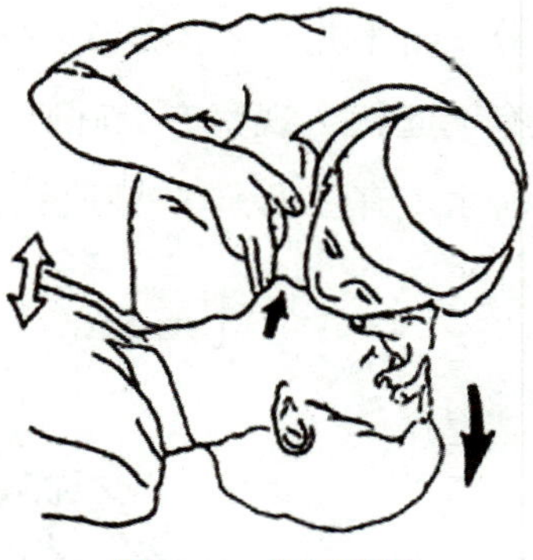

图 6-7　人工呼吸

人工通气有效指标：吹气时可见胸部抬高，呼气后复原；吹气时可感知患者气道阻力逐渐增高；听到或感受到呼出气流。如果无呼吸有心跳，则维持呼吸 20 次 / 分的频率，即每 2 ～ 3 秒吹气一次，放松时应松开口唇和鼻孔，成人可 5 秒吹气一次。如无呼吸无心跳，则人工呼吸 2 次后进行胸外按压。

4. 胸外按压（Compressions，C）

心搏骤停时可通过胸外心脏按压，来完成人工血液循环，为重要脏器提供氧气。按压前首先找准按压部位，即双乳头连线的中点，位于胸骨中下 1/3 处。8 岁以上儿童及成人用双手按压法：将一只手的掌根部紧贴于胸部按压点上，另一手掌放在此手背上，两手平行重叠且手指交叉互握稍抬起（如图 6-8 所示），使手指脱离胸壁。急救者双臂伸直，不可弯曲，双肩中点垂直于按压部位，髋部为轴，利用上半身体重和肩、臂部肌肉力量垂直向下按压。按压应平稳、有规律地进行，不能间断，下压与向上放松时间相等，不能冲击式地猛压或跳跃式按压；放松时胸骨应不受压力，但定位的手掌根部不要离开胸部按压部位。如图 6-9 所示。1 岁以下婴儿用双指按压法：以食指中指并拢双指按压，或两手环抱患儿胸廓，用双拇指按压，按压部位为双乳连线与胸骨垂直交叉点下方 1 横指，按压频率应至少达到 120 次 / 分。1 ～ 8 岁儿童用单掌按压法，按压频率为 100 ～ 120 次 / 分，按压与放松时间比例为 1∶1。按压深度应≥ 1/3 胸部前后径，成人至少 5 厘米，不超过 6 厘米，1 ～ 13 岁者 5 厘米，婴幼儿 4 厘米。进行人员更换时，中断不可超过 10 秒。如图 6-10、图 6-11 所示。

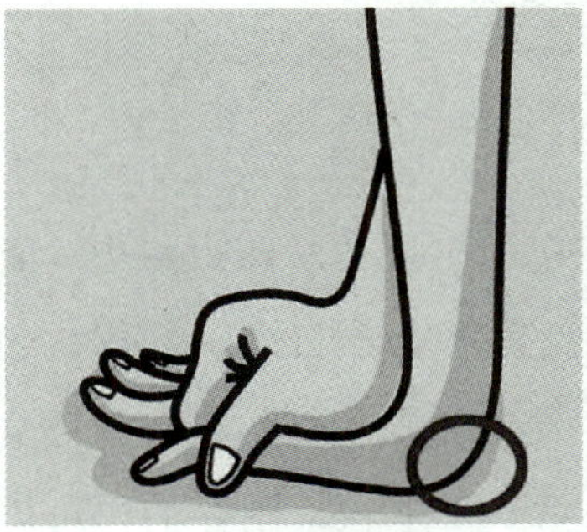

图 6-8　按压着力点

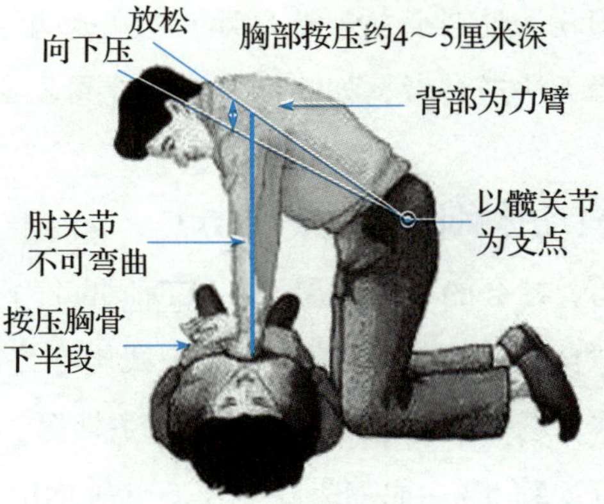

图 6-9　胸外按压示意图

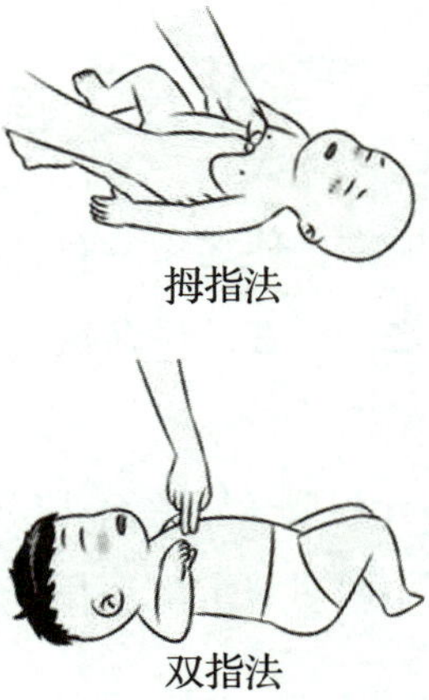

图 6-10　婴儿双指按压法

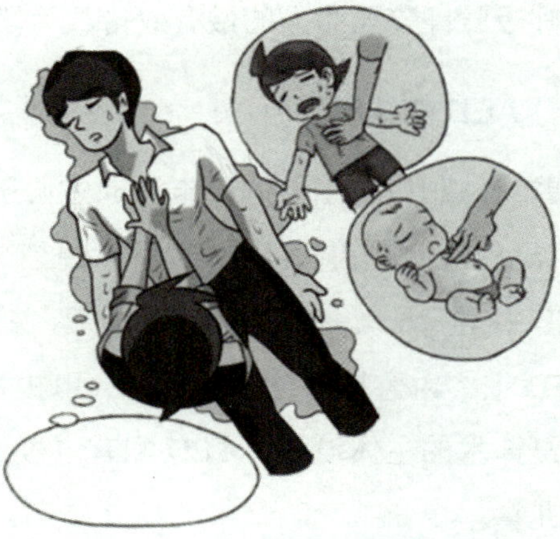

图 6-11　儿童胸外按压手法

5. 实施心肺复苏术终止指标

如患儿昏迷变浅，出现各种反射，身体出现无意识的挣扎动作，自主呼吸恢复，触摸到规律的颈动脉搏动，面色、口唇、甲床颜色转红润，双侧瞳孔缩小、对光反射恢复，或恢复自主意识，说明心肺复苏成功。可协助患儿复原舒适体位，整理衣物，保暖，实施进一步救治。若确定患儿已经死亡，或实施心肺复苏术30分钟以上，检查患儿仍无反应、无呼吸、无脉搏、瞳孔无回缩，也可终止实施心肺复苏术。

（三）CPR的适应证和禁忌证

各种原因造成的呼吸、循环骤停（包括心搏骤停、心室纤颤及心搏极弱）都是心肺复苏术的适应证。需要注意的是，在实施CPR时，病因不同，实施顺序也略有不同。溺水、窒息等所致呼吸停止者在实施CPR前先开放气道，进行2～5次人工呼吸，然后再进行胸外按压，即A→B→C；对于心搏骤停、心室纤颤等循环骤停者，应先进行30次胸外按压，再开放气道和进行人工呼吸，即C→A→B；对于胸壁开放性损伤、肋骨骨折、胸廓畸形或心包填塞者，以及已明确心、肺、脑等重要器官功能衰竭无法逆转者，如晚期癌症等，可不必实施心肺复苏术。

四、自动体外除颤仪（AED）

随着社会的不断发展，“AED”的名字越来越频繁地出现在新闻报道中，它的中文名叫“自动体外除颤仪”，近年来我国在许多公共场所都配备了自助除颤仪，包括飞机场、体育场、学校、购物中心、写字楼等。据统计，发生在医院外的心跳骤停病例存活率只有大约5%，而如果在病发5分钟内能使用自动除颤仪急救，则存活率可以增加到75%。除颤每推迟1分钟，存活率降低7%～10%。CPR与AED的早期有效配合使用，是心跳呼吸骤停猝死病人的最有效抢救手段。

（一）AED的组成部分

除颤仪是利用较强的脉冲电流通过心脏来消除心律失常，使之恢复窦性心律的一种医疗器械。在实施心肺复苏术时，除颤是很重要的步骤之一。在“生命链”中强调四个尽早，其中第三条就是尽早进行电除颤，就是尽早使用AED。

AED主要由监护部分、除颤器、电极板、电池等部分构成（见图6-12）。除颤仪是实施电复律术的主体设备。AED配有电极板，大多有大小两对，大的适用于成人，小的适用于儿童。

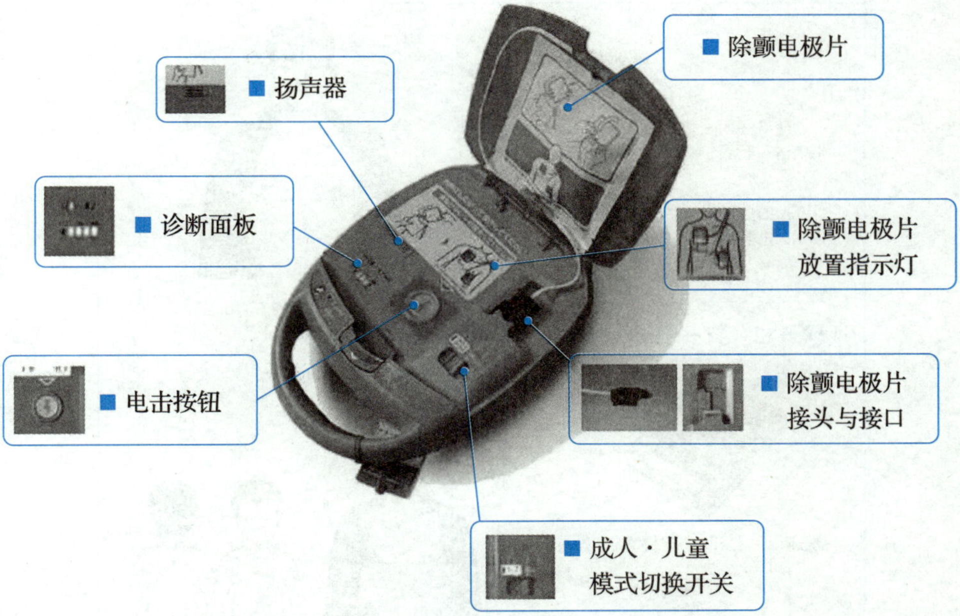

图 6-12　AED 的内部设计

（二）操作步骤

AED 的操作步骤如图 6-13 所示。

（1）对于各种原因引起的心跳呼吸骤停的患者，在评估现场安全、患者的意识和呼吸后，立刻呼救，拨打“120”，随即开始徒手实施心肺复苏术，同时安排他人去取 AED。

（2）AED 到达，优先使用。让患者仰面平躺在结实的平面上，除去衣服。

（3）打开 AED 电源开关，擦拭胸部皮肤，保持胸壁皮肤干燥，因为水分会降低 AED 的功效。

（4）从包装袋内拿出电极片，按照电极片标识粘贴电极片，位置要准确，要按紧贴牢。如有伤口，需避开。

（5）AED 自动分析心律，请众人离开，确保无人接触患者。

（6）按照 AED 语音提示，准备电击。

（7）AED 瞬间可以达到 200 焦耳的能量，在给患者施救的过程中，在按下电击按钮后要立刻远离患者，并告诫身边任何人不得靠近接触患者。

（8）电击后要立即从胸外按压开始实施 CPR，直到救护车赶到现场或者现场心肺复苏成功。

使用AED前，解开病人衣物。确保病人皮肤清洁、干燥。

AED自带电池，打开后就会有语音提示和图示，抢救者按照语音提示进行操作即可。

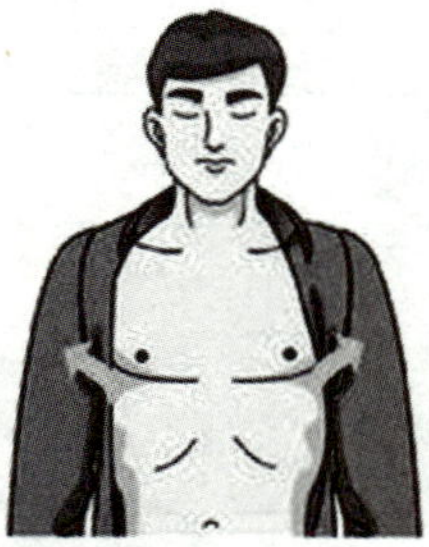

❶开机　打开AED

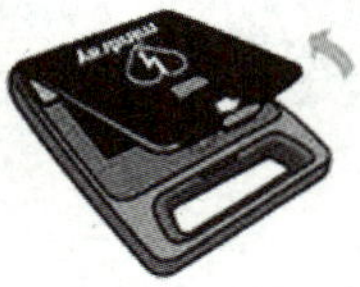

您会听到：已开机，保持镇定，按指示操作。

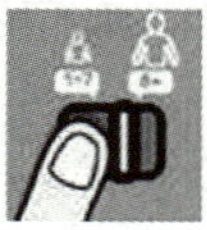

左右拨动选择患者类型。

AED自带成人模式和儿童模式。

成人模式：8岁及以上，或体重25kg及以上。

儿童模式：8岁以下，或体重25kg以下。

❷按图示粘贴电极片

您会听到：按图示粘贴电极片。

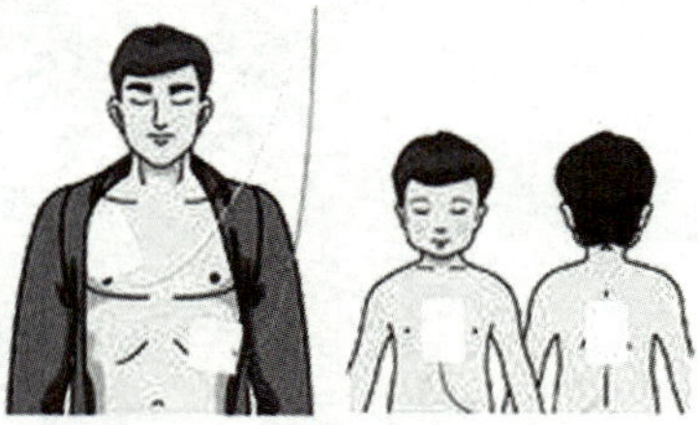

按AED语音提示和示意图，去除电极片上的塑料贴片，将两个电极片分别粘在患者右锁骨下和左乳头下外侧，并插入插头。

儿童电极：

将两个电极片分别贴在患者胸部中间位置和后背中间位置。

❸分析心律

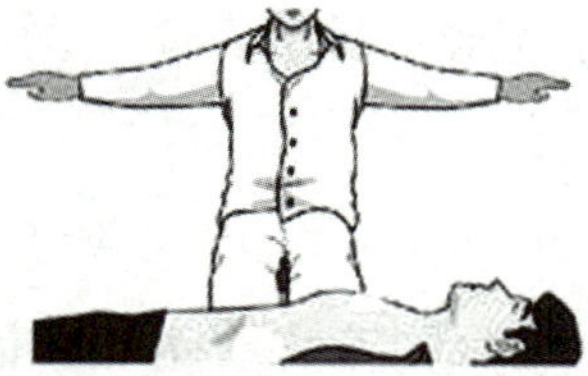

您会听到：正在分析心律，不要触碰患者。

按照AED语音提示，停止心肺复苏，确保无人触碰患者身体，AED会自动分析患者心律。

❹实施电击除颤

需要电击除颤：

不要触碰患者，根据AED语音提示操作。

全自动AED：自动电击除颤。

您会听到：准备自动放电，3、2、1。

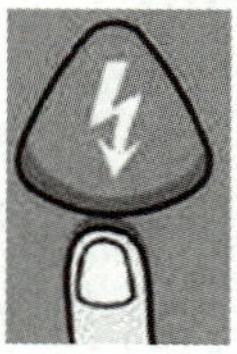

半自动AED：

根据语音提示按下闪烁的按钮。

您会听到：建议电击，按下闪烁按钮。

不需要电击除颤：

您会听到：不建议电击。

❺实施心肺复苏（CPR）

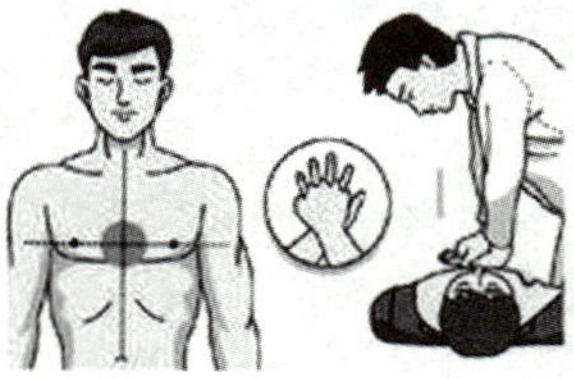

当AED电击除颤完成后，或AED语音提示无须电击时，按照AED中CPR节拍器响起的声音，立即从胸外按压开始进行高质量心肺复苏，AED每2分钟会对患者的心律进行一次评估，请严格按照AED的提示音进行操作。

如果首次电击除颤后患者没能恢复，AED会自动调节电击能量，进行第二、第三次电击除颤。

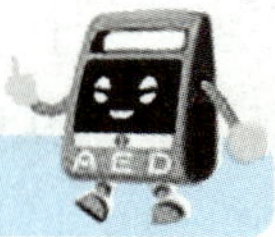

医务人员特别提醒：在专业人员到达前，请不要撕下电极片或关机。

图 6-13　AED 的操作步骤

第三节　溺水的预防与安全管理

一、户外溺水预防与安全管理

婴幼儿溺水常发生在夏秋季，以周末和节假日为主。溺水常发生的地点依次是池塘、沟渠、粪坑、无盖水井、河流湖泊及其他水域。落水主要原因是水源边行走、玩耍、戏水或涉水，溺水地点离家距离半径多在30米以内。泳池、澡堂和缺盖下水道是城市婴幼儿发生溺水意外的主要场所。婴幼儿溺水常常是监护不当所致，需要加强监护人的安全预防意识，有关部门也需加强安全管理。具体来说，主要包括以下几个方面：

（1）管辖部门根据水源地情况，制定有针对性的溺水预防措施，包括安置醒目的安全标识和警示牌，游泳馆救生员要经过专业培训。

（2）告诫孩子不要随意踩踏道路上的井盖，谨防破损井盖塌陷造成淹溺。

（3）避免婴幼儿单独接近水源，监护人需时刻看护，不可背对水源或离开水源，避免长时间看手机、打电话。

（4）远离情况不明、不安全的水域和水体。游泳时要处在安全的状态，要在有救生员的安全水域里游泳，且一定要处在救生员的视线范围内。

（5）有过饱、空腹、太困、患病、劳累等身体不适的情况时避免下水，乘坐小船和小皮艇时一定要穿好救生衣。

（6）告诫孩子千万不要高估自己的游泳技能，一定不要独自下水，也不要在水中嬉戏打闹，不要做危险的动作。如果发现有人溺水，千万不要自行救援，正确的做法是及时呼救。

二、托育机构溺水预防与安全管理

根据《托育机构婴幼儿伤害预防指南（试行）》，托育机构婴幼儿溺水预防需做好以下几个方面的工作。

（一）安全管理

托育机构需制定和落实预防婴幼儿溺水的管理细则，主要内容包括：婴幼儿生活环境溺水风险的定期排查和清除；婴幼儿洗浴清洁、玩耍等活动照护与管理；工作人员预防婴幼儿溺水的安全教育和技能培训。

（二）改善环境

（1）托育机构内的池塘、沟渠、井、鱼缸、鱼池、涉水景观等安装护栏、护网。

（2）水缸、盆、桶等储水容器加盖，并避免婴幼儿进入储水容器所在区域；使用完水池、浴缸、盆、桶后及时排水。

（三）加强照护

（1）保持婴幼儿在工作人员的视线范围内，避免婴幼儿误入盥洗室、厨房、水池边等有水区域。

（2）婴幼儿在水中或水边时，工作人员应专心看护，始终与其保持近距离，中途不能离开。

三、家庭溺水预防与安全管理

家庭溺水也时有发生，在城市主要发生场所是浴室，在乡村主要发生场所是院落的水缸或水井。家长要特别注意家里安全隐患的排查，及时倾倒水盆、水桶、浴缸、浴盆里的水。如果家中有水缸和水井，一定不要忘记加盖。千万不要大意，只要有水，孩子就有可能会发生溺水。即使很浅的水，一旦发生淹溺，孩子也无法使身体坐起或偏离水面，家长切不可存有侥幸心理。

溺水可防可控，为了孩子的人身安全，应加强家园共育。一方面家长不可高估自己的游泳技能，同时做到“四知道”，即知去向、知同伴、知归时、知内容；另一方面家长也要时刻提醒孩子谨记：“四牢记”“六不准”。

（一）“四牢记”

（1）天气再热，不到河塘去降温；

（2）水景再美，不到水中去感受；

（3）水性再好，没有保障别下水；

（4）别人再劝，不用生命去逞能。

（二）“六不准”

（1）不私自下水游泳；

（2）不擅自与他人结伴游泳；

（3）不在无家长或教师带领的情况下游泳；

（4）不到无安全设施、无救援人员的水域游泳；

（5）不到不熟悉的水域游泳；

（6）不擅自下水施救。

本章小结

本章主要介绍了溺水的类型和表现，溺水的急救处理，以及溺水的预防和安全管理措施。通过本章的学习，同学们可以了解干性溺水和湿性溺水的区别，掌握溺水的救助原则和方法，学会理性、科学、高效地实施溺水救助。特别是针对因淹溺出现心跳呼吸停止的溺水者，同学们要熟悉心肺复苏术的操作规范以及 AED 的使用。心肺复苏术和 AED 的规范操作适用于所有循环呼吸障碍的危急重症的急救，是意外伤害中最重要的急救操作之一。溺水安全隐患的识别和排查、预防措施以及安全管理是托育安全照护的重要内容，同学们应养成良好的安全责任意识，只要有水，就应该想到预防淹溺，同时加强急救方法的实操练习，提高急救能力。

同步练习

一、不定项选择题

1. 喉痉挛、声门闭塞导致的呼吸道堵塞，也称为（　　）。

A. 干性溺水　　B. 湿性溺水　　C. 急性喉炎　　D. 气管异物

2. 溺水的救助原则包括（　　）

A. 岸上救助优先　　B. 工具救助优先　　C. 团队救助优先　　D. 呼救报警优先

3. 生命链的四个环节是（　　）。

A. 尽早呼救并到达患者身边　　B. 尽早进行徒手心肺复苏术

C. 尽早电除颤　　D. 尽早进行高级生命支持

4. 1 岁以内婴儿的胸外按压深度为（　　）厘米。

A. 1　　B. 2　　C. 3　　D. 4

5. 下列哪种场景有淹溺风险？（　　）

A. 8 个月大的婴儿自已在浴室的洗澡盆玩水

B. 宝宝游泳，妈妈玩手机

C. 7 岁哥哥带 3 岁弟弟去河边抓鱼

D. 园所池塘的护栏突然破损，暂时用围栏隔离

二、判断题

1. 干性溺水者肺里也有少许水，需先倒水，再实施心肺复苏术。（　　）
2. 1 岁以内婴儿胸外按压频率是 100 ～ 120 次 / 分。（　　）
3. AED 抢救溺水者时，要尽快，先除颤再擦干身体。（　　）
4. CPR 时应始终保持气道开放的状态。（　　）
5. 抢救溺水患儿要先倒水。（　　）

三、简答题

1. 简述实施心肺复苏术的操作步骤。
2. 简述溺水的类型和特点。
3. 简述托育机构溺水的预防安全管理内容。

四、思考题

泳池中发现溺水患儿，应该如何救助？

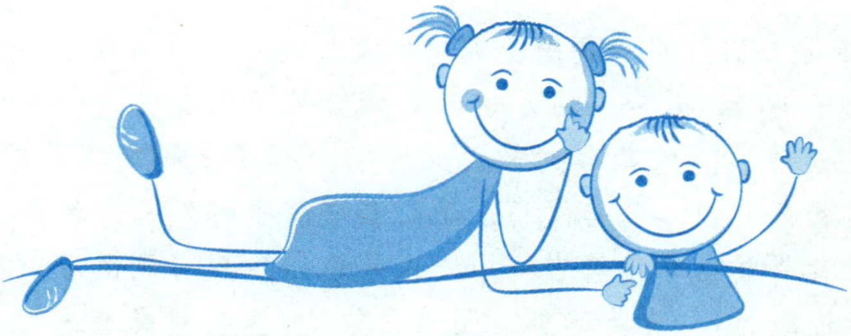

第七章　婴幼儿中毒预防与处理

学习目标

知识目标

1. 了解婴幼儿中毒的类型和典型症状。
2. 掌握婴幼儿中毒的处理方法和原则。
3. 掌握预防婴幼儿中毒的措施。

能力目标

1. 能够对婴幼儿食物中毒进行正确的紧急处理。
2. 能够对婴幼儿重金属中毒进行有效预防。
3. 能够对婴幼儿药物误服或过量进行预防与处理。

素养目标

1. 深刻理解婴幼儿饮食安全的现实意义。
2. 培养从事托育服务工作的责任心和认真细致的工作品德。

案例导入

亚硝酸盐食物中毒

深圳疾控中心报告了一例食物中毒案例，中毒者吴某某是个3岁的男孩。2010年7月30日早上，患者的爷爷在某牛肉汤菜馆购买了30元熟牛肉，并在该店内提了一壶牛肉汤。回家后，患者的奶奶将少许熟牛肉剁成碎末，用提回来的牛肉汤加少许早上买牛肉时顺便在家门口粮店内新买的面粉做成面糊，于上午 8 点 45 分左右让患者食用。食用十几分钟后，患者脸色有点发乌，当时没在意；到上午 10 点 20 分左右，患者的奶奶又让患者喝了一些壶内剩余的牛肉清汤，十几分钟后，患者有点恶心、想吐，患者爷爷立即带患者到门口诊所，此时患者已脸色发白、嘴唇发乌，手心和手背也都发乌，诊所大夫看病情比较重，就让患者爷爷立即带患者到中心医院诊治。患者到医院时已不能说话，医生初步临床诊断为："青紫待查，亚硝酸盐"。医生对患者进行了洗胃处理，用药物亚甲蓝、维 C、维 B6 针、西咪替丁、头孢西丁进行治疗，经治疗患者病情稳定，未出现严重后果，但由于胃伤害大，暂时不能食用太多食物，只能吃些面汤类流食。

问题：你怎样看待这次食物中毒事件？应该怎样做才可以预防此类事件的发生？

第一节　食物中毒

一、食物中毒的概念

食物中毒系指摄入了含有有毒有害物质的食品或被严重污染的食品后出现的非传染性急性或亚急性疾病。食物中毒既不包括因暴饮暴食而引起的急性胃肠炎、食源性肠道传染病（如伤寒）和寄生虫病（如旋毛虫、猪囊尾蚴病），也不包括因一次大量或长期少量摄入某些有毒、有害物质而引起的以慢性毒害为主要特征（如致癌、致畸、致突变）的疾病。食物中毒一般症状有呕吐、腹泻、腹痛、水样便、心脏血管机能障碍等。

二、食物中毒的特点

食物中毒发生的原因各不相同，但发病具有以下共同特点：

（1）呈暴发性，潜伏期短，来势急剧，短时间内可能有多数人发病，发病曲线呈上升的趋势。

（2）中毒病人一般具有相似的临床表现，常常出现恶心、呕吐、腹痛、腹泻等消化道症状。

（3）发病与食物有关，患者在近期内都食用过同样的食物，发病范围局限在食用该有毒食物的人群，停止食用该食物后很快停止。

（4）食物中毒病人对健康人不具传染性。

（5）食物中毒全身都有可能发生，但有的食物中毒具有明显的地区性和季节性。例如，霉变类食物，比如霉变甘蔗等引起的食物中毒容易发生在北方；毒蘑菇中毒多发于夏季和秋季。

三、食物中毒的分类

食物中毒按病原物质可分为四类：（1）细菌性食物中毒，主要有沙门氏菌食物中毒、变形杆菌食物中毒、副溶血性弧菌食物中毒、葡萄球菌性食物中毒、肉毒杆菌食物中毒等。（2）有毒动植物中毒，指误食有毒动植物或摄入因加工、烹调不当未除去有毒成分的动植物食物而引起的中毒，其发病率较高，病死率因动植物种类而异。有毒动物中毒，如河豚、有毒贝类等引起的中毒；有毒植物中毒，如毒蕈、含氰苷果仁、木薯、四季豆等引起的中毒等。（3）化学性食物中毒，指误食有毒化学物质或摄入被其污染的食物而引起的中毒，发病率和病死率均比较高，如亚硝酸盐、农药等引起的食物中毒。（4）真菌毒素和霉变食物中毒，指食用产毒真菌及被其毒素污染的食物而引起的急性疾病，其发病率较高，死亡率因菌种及其毒素种类而异，如霉变甘蔗中毒。

（一）细菌性食物中毒

细菌性食物中毒是由于吃了含有大量细菌或细菌毒素的食物而引起的中毒，是食物中毒中最常见的一类。由活菌引起的食物中毒称感染型，由菌体产生的毒素引起的食物中毒称毒素型。有的食物中毒既有感染型，又有毒素型。

细菌性食物中毒发生的基本条件是：（1）细菌污染食物；（2）在适宜的温度、水分、pH 及营养条件下，细菌急剧大量繁殖或产毒（如图 7-1 所示滋生的霉菌）；（3）进食前食物加热不充分，未能杀灭细菌或破坏其毒素。细菌性食物中毒全年皆可发生，但在夏秋季节发生较多，引起细菌性食物中毒的食物主要为动物性食品。一般病程短、恢复快、预后良好，抵抗力低的人群，比如婴幼儿，发病症状常较为严重。

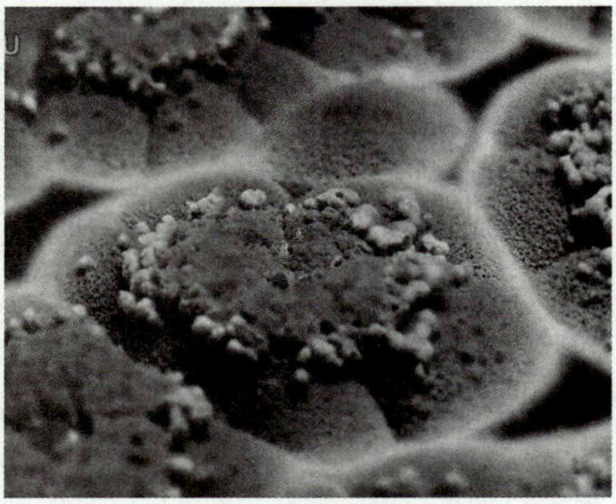

图 7-1　滋生的霉菌

下面是几种常见的细菌性食物中毒。

1. 沙门氏菌食物中毒

这类食物中毒多由摄入受污染的家畜肉、内脏、鱼、蛋及牛羊奶引起。潜伏期

6～24小时，可出现持续高热，大便为黄绿色水便，有时可带有脓血，伴有便意频繁。从发病到痊愈一般需1～3周，个别重症病人因感染蔓延可死于败血症、化脓性肠穿孔或感染性休克等。

2. 葡萄球菌性食物中毒

这类食物中毒一般由吃被污染的剩饭、剩菜引起，也可由吃鱼、肉、蛋引起。来势凶猛，多在食后3小时内发病；吐比泻重，呕吐物中可见黄绿色胆汁，不发烧或仅有低热。由于病初频繁的呕吐有助于毒物的排出，多数患儿恢复较快，经适当治疗一天内即可恢复。

3. 嗜盐菌食物中毒

这类食物中毒多由吃海鱼、海蜇、海蛤及用盐浸的食物引起。潜伏期8～18小时，一般先有上腹部或脐周阵发性绞痛，随后腹泻、呕吐，发热38℃左右，大便常为洗肉水样或脓血便。

4. 肉毒杆菌食物中毒

肉毒杆菌存在于土壤、鱼、家禽的肠内及粪便内，摄入被肉毒杆菌污染的鱼、肉类、水果、谷类、海产品和罐头等食品均可引起中毒。肉毒杆菌中毒是由肉毒杆菌产生的外毒素造成的，表现以中枢神经系统症状为主，患儿头痛头晕、吞咽困难，呼吸肌麻痹引起呼吸困难是致死的主要原因。胃肠道症状多不明显，少数病人有恶心、呕吐、腹泻等。肉毒杆菌食物中毒病情凶险，恢复慢，常需数月之久，而且病死率高，如中毒早期使用抗肉毒免疫血清则预后良好。

5. 大肠杆菌类条件致病菌引起的食物中毒

变形杆菌、大肠杆菌和副大肠杆菌是人体的寄生菌，一般情况下不致病，只有在人体抵抗力下降时，如因患有其他疾病长时间使用抗生素或激素类药物造成肠道菌群紊乱、严重营养不良等情况下，这类细菌才大量繁殖引起中毒症状，因此又叫条件致病菌。一般中毒的潜伏期为4～12小时，中毒症状轻，大便呈水样，可有特殊的腥臭味，很少发热。部分病情较轻的患儿只要防止脱水，不用抗生素也能自愈。

一旦发生细菌性食物中毒，应尽快按以下步骤处理：

（1）清除毒物：第一时间判断食物中毒的类别并对患儿进行抢救，如果有毒食物吃下去的时间在2小时以内，可以用催吐的方法，注意超过此时间，则不宜用催吐法。紧急情况下，家长可先让孩子迅速大量喝水，再用消毒后的手指刺激患儿咽喉催吐。如果吃下去有毒食物的时间较长，已超过2小时，但患儿精神较好，则可酌情适量服用泻药（注意不能过量）。若患儿吐、泻严重，则不能再催吐和导泻。

（2）补充液体：大多数病人呕吐和腹泻严重，因此常有脱水现象，应及时进行补液。

（3）适量饮水，稀释血中毒素浓度，以葡萄糖盐水为宜。

（4）抗菌药物治疗：试用上述方法后，宜尽快就医。请医生帮助根据食物中毒的种类选择有针对性的解毒方法。

（二）有毒动植物中毒

1. 野生八角花中毒

小案例

2017 年 4 月 19 日，石泉一名 4 岁女童因好奇误食野生八角花，2 小时后出现肚子痛、呕吐的中毒症状，家人赶紧将其送往医院救治，后因抢救无效不幸死亡。事发当日上午 11 时，该女童和另一名孩子在自家宅院游玩，见宅院中的一种植物开花艳丽，出于好奇心摘下食用，一起游玩的孩子见花上有虫子就没敢吃，结果就该女孩一人吃了这野生的八角花。2 小时后，家长发现孩子出现肚子痛、吐逆表现，赶忙将其送往石泉县医院治疗，查看发现孩子吐逆物中有野生八角花，被确诊为食物中毒。当日下午 4 时许，孩子被送往安康市中心医院重症监护室治疗，但最终女童因病情严重抢救无效死亡。

野生八角花又名红茴香（如图 7-2 所示），红茴香的种子和果皮含有剧毒，无论生吃还是误做香料烹煮，都会引起严重的食物中毒。它的果实与用来食用的香料八角茴香非常相似，是由 7 ～ 8 个青突果呈放射状排列，表面红褐色，木质，果柄弯曲较细，单瓣果实前端较尖，略弯曲呈鸟啄状，单果发育不平均，果皮较薄，种子皮为黄褐色。

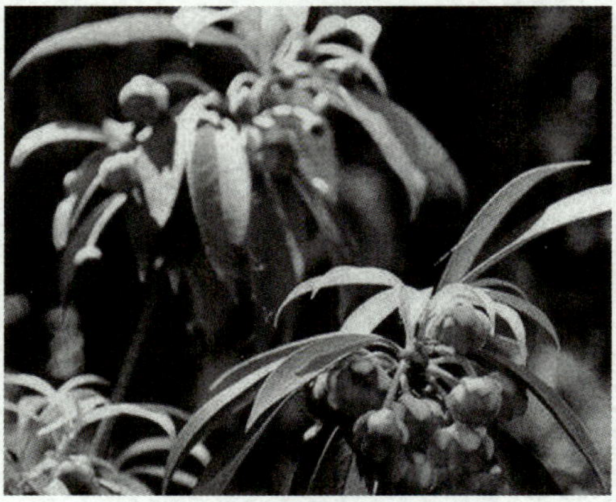

图 7-2　野生八角花

而真品八角茴香果实外形则像车轮，由 8 个青突果呈放射状排列，成为聚合果，表面呈红棕色或褐色，木质中轴上面有一弯曲呈钩状的果柄，单瓣果实似小艇形，前端圆钝；果皮较厚，反面粗糙有舒展纹，两侧颜色较浅，腻滑而有光泽，种子皮为红棕色。

除了野生八角花外，生活中还有很多常

见的花卉也是不能轻易触碰的，比如：

（1）一品红：全株有毒，特别是茎叶里的白色汁液会刺激皮肤，引起过敏反应，如误食茎、叶，有中毒死亡的危险。

（2）虞美人：全株有毒，尤其果实毒性最大，误食会引起中枢神经系统中毒，严重的会导致生命危险。

（3）水仙：全草有毒，鳞茎毒性较大。误食可引起呕吐、肠炎、昏睡，严重者会发生痉挛、麻痹而死。

因为很多有毒植物在生活中很常见，婴幼儿天性活泼好动，好奇心也很强，所以婴幼儿接触植物的时候成人要特别注意。一旦发现婴幼儿误服有毒植物，应检查孩子的口腔，用手指抠出残留在内的植物或者植物果实。另外不要刺激孩子，以免其恶心呕吐加重损害，如果呕吐了，要留取一些呕吐物供医生诊断。

2. 河豚中毒

河豚中毒是指食用了含有河豚毒素的鱼类引起的食物中毒。在我国河豚中毒主要发生在沿海地区及长江、珠江等河流入海口处。河豚（见图 7–3）肉质鲜美，但具有很强的毒性，其肌肉、内脏、卵巢都含有毒素，经过炒煮、盐腌、日晒、高压高温也不能使毒性消除，使人中毒的主要成分是河豚毒素及河豚酸等。河豚毒素具有箭毒样的毒性作用，最先是使神经中枢、神经末梢和感觉神经发生麻痹，其次是运动神经麻痹，最后呼吸中枢和血管神经中枢麻痹，如不及时救治，常常导致死亡。

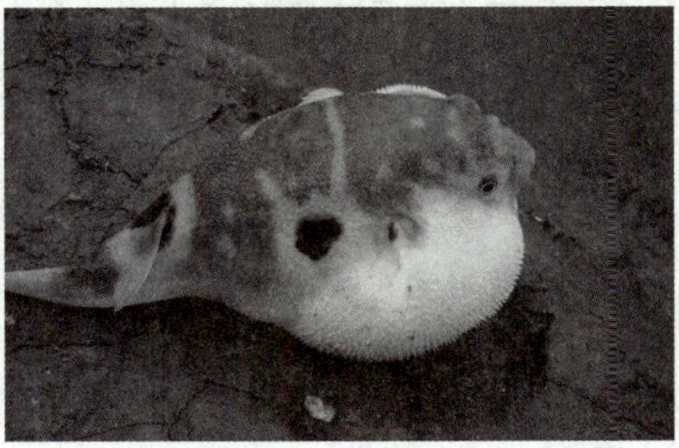

图 7–3　河豚

一旦发现河豚中毒，可以使用催吐方法，如用手刺激喉部，如果出现唇、舌发麻，胃部不适，恶心，呕吐，要迅速到医院治疗，采取洗胃、导泻、利尿、药物中和毒素、血液净化以及脏器功能支持及对症治疗等，否则会引起生命危险。

河豚中毒的预防措施有以下几点：

（1）不要到路边或市场上买不认识的鱼类食用；

（2）改变“吃河豚”的不良饮食习惯，消除“吃河豚”的侥幸心理；

（3）加强河豚毒性及危害的宣传，学会识别河豚，不擅自吃沿海地区捕捞或捡拾的不认识的鱼；

（4）严禁饭店、酒店自行加工河豚。

3. 毒蕈中毒

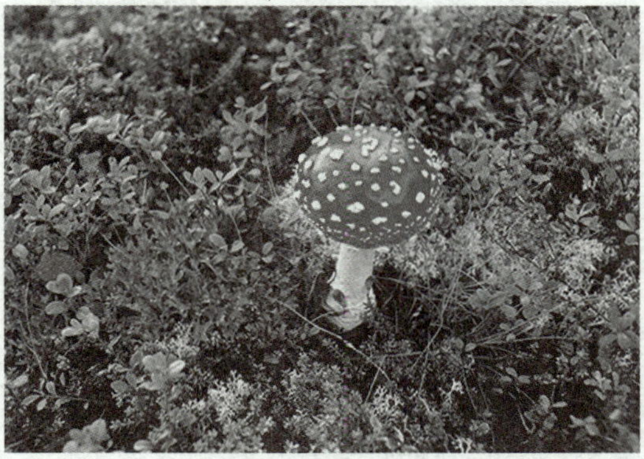

图 7-4　毒蘑菇

毒蕈又称毒蘑菇（见图 7-4），是指食后可引起中毒的蕈类。在我国目前已鉴定的蕈类中，可食用蕈近 300 种，有毒蕈类约有 100 种，可致人死亡的至少有 10 种。由于生长条件的差异，不同地区发现的毒蕈种类、大小、形态不同，所含毒素亦不一样。毒蕈的有毒成分十分复杂，一种毒蕈可以含有几种毒素，而一种毒素又可存在于数种毒蕈之中。毒蕈中毒全国各地均有发生，多发生在高温多雨的夏秋季节，以家庭散发为主，有时在一个地区连续发生多起，常常是由于误采毒蘑菇食用而中毒。

毒蕈中毒的临床表现复杂多样，因毒蕈种类不同，其有毒成分、临床表现也不同。超过 90% 的患者首先出现恶心、呕吐、腹痛、腹泻等胃肠道表现，继而会出现不同器官或系统受累的表现，这种表现因摄入的毒蘑菇种类的不同而不同，如果影响到呼吸道，会出现喉头水肿甚至肺水肿，引起气促、呼吸困难；如果影响到中枢神经系统，会出现昏迷、中枢性的呼吸心跳停止，导致生命危险。如果出现腹痛、腹泻、恶心、呕吐，一般对症处理，可以进行解痉止痛、保护胃黏膜、止吐等处理，但是前提是尽早使毒物排出。如果误食时间不长，马上进行催吐或者洗胃；如果误食时间长，应该进行导泻，尽量把残留的毒物排出，还可以应用抗生素治疗或者预防感染。如果出现呼吸困难、昏迷、抽搐、呼吸心跳停止等危重症状，应该马上采取相应的抢救措施。

（三）化学性食物中毒

1. 误食干燥剂

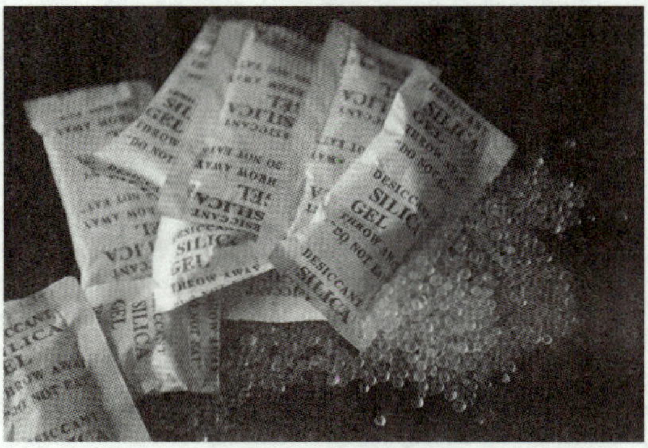

图 7-5　干燥剂

现在许多儿童小食品中都放有干燥剂（见图 7-5）。干燥剂的成分有硅胶、生石灰、蒙脱石等。硅胶干燥剂常由透湿性小袋包装，主要原料硅胶是一种高微孔结构的含水二氧化硅，无毒、无味、无臭，化学性质稳定，具有强烈的吸湿性能。生石灰干燥剂的主要成分为氧化钙，其吸水能力是通过化学反应来实现的，因此吸水具有不可逆性，广泛用于食品、服装、茶叶、皮革、制鞋、电器等行业。蒙脱石干燥剂采用纯天然原料膨润土，绿色环保，无毒无味。在室温及一般湿度下吸附性能良好，具有吸附活性、静态减湿和去除异味等功效，常应用于食品包装，对人体无害。食品中的干燥剂一般是无毒、无味、无接触腐蚀性、无环境污染的。

误食干燥剂后的紧急处理措施如下：

（1）如果是误食了硅胶干燥剂，那么无须做任何特殊处理。因为这种干燥剂在胃肠道不能吸收，会随着粪便排出体外，对人体没有毒性。但要注意观察孩子，如果出现了头晕、呕吐等症状，要及时就医。

（2）如果是误食其他种类的干燥剂，如果误食的量少的话，可给孩子喝水，以使之得到及时的稀释；但如果误食的量比较多的话，孩子出现了恶心、呕吐、腹痛、腹泻等表现，则应及时就医。当然，妈妈要注意也不能给孩子喝太多的水，以免引起呕吐，或反流物灼伤食道。

（3）如果干燥剂进入眼里，要立刻用流动水冲洗 5 分钟以上，再去医院就诊。

家长要防止婴幼儿误服干燥剂，对婴幼儿加强全程看护；及时地耐心指导，发现食品中的“干燥剂”小包要及时告知孩子这个东西不能吃。

2. 农药中毒

小案例

2004 年 3 月某日上午，某村有儿童到野外玩时采食了田间生毛桃，当天下午和晚上先后有 5 名儿童因出现不同程度的恶心、呕吐、头晕等症状，到镇卫生院和县人民医院就诊，疑为农药中毒。医院十分重视，及时组织了抢救，同时报告市卫生防疫站和镇政府。据现场采访得知，当时离桃子成熟还有半个月时间，栽种毛桃的主人为了防治虫害，于 3 天前对毛桃喷洒了吡虫啉农药。毛桃表面可能存在农药残留。儿童在吃桃时，既未削皮，又未清洗直接食用，导致了该起农药中毒事件。5 名儿童虽都得到了成功救治，但是让父母“惊吓”了一场。

（1）农药中毒的症状。

农药中毒是中毒和意外死亡的主要原因之一，以急性中毒为多，主要是误服农药，及耕作中滥用农药引起的。在接触农药的过程中，如果农药进入人体的量超过了正常人的最大耐受量，使人的正常生理功能受到影响，出现生理失调、病理改变等一系列中毒临床表现，就是农药中毒现象。有机氟农药急性中毒症状有：嘴部麻木、感觉刺痛、厌食、流涎、磨齿、恶心、呕吐、腹泻、肌肉震颤、抽搐、麻痹，甚至死亡。婴幼儿农药中毒通常是因皮肤接触农药而中毒，经口摄入、经呼吸道吸入农药也是最快、最常见的中毒途径。

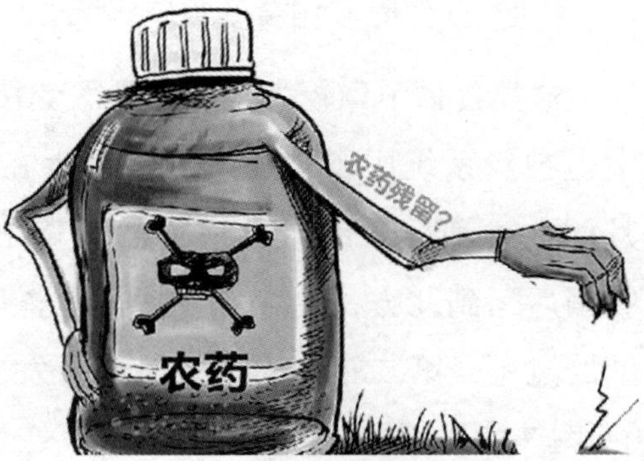

（2）农药中毒的紧急处理。

1）摆正体位。解开中毒宝宝的纽扣、裤带等；让中毒的宝宝侧卧，将较低位置的手臂放在背后，避免翻滚至仰躺状态；将宝宝较高位置的腿弯曲，脚放在低位腿膝盖的后面；如果中毒宝宝失去知觉，应使其头部低于身体的其他部位，并向后倾斜，且下巴向前，保持呼吸道畅通。皮肤接触农药引起中毒者，应立即脱去被污染的衣裤，迅速用温水冲洗干净，或用肥皂水冲洗（敌百虫除外）。

2）酌情催吐。可扶中毒的宝宝坐起或站立，站在宝宝的一侧，一只手的两个指头用力捏住宝宝的面颊，用另一只手的手指抠舌根部位诱发呕吐。注意，在宝宝昏迷不清醒时不得引吐。

3）不要强迫制止中毒宝宝的痉挛。要用软物垫在牙齿之间，避免其咬伤舌头。要密切关注宝宝，防止其自我伤害。如果中毒的宝宝大量出汗且体温很高，可采用物理降温的方式，如果宝宝发冷，则要注意保暖。

4）不给农药中毒的宝宝喝牛奶，不得让失去知觉的宝宝口服任何食物。对于吸入农药引起中毒者，立即将中毒者带离施药现场，移至空气新鲜的地方。

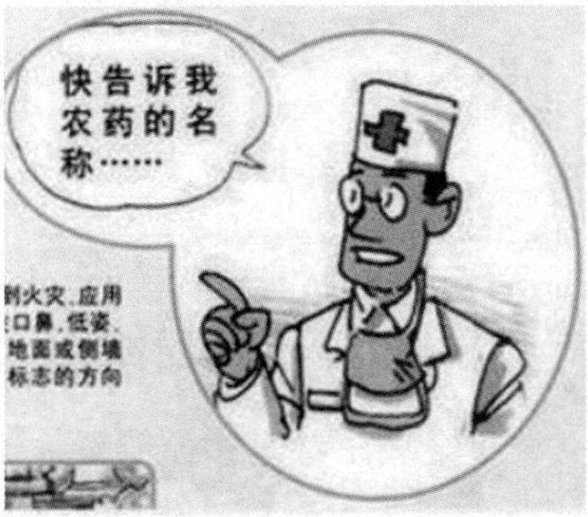

5）无论经哪种方式中毒，都需在采取急救措施的同时拨打急救电话。

（3）农药中毒的预防。

妈妈要认真教育宝宝养成良好的生活卫生习惯，不要生食未清洗和去皮的瓜果，蔬菜、水果吃前一定要清洗干净，水果最好去皮食用。如果果园、菜园施用过农药，水果、蔬菜食用前最好用清水浸泡两个小时。夏天，孩子衣着单薄，大面积皮肤与农药接触，尤其是出汗时，农药很容易被皮肤吸收，引起中毒。所以，不要让孩子接触农药及农药包装瓶、包装袋。

(四) 真菌毒素和霉变食物中毒

这类食物中毒较为常见的是霉变甘蔗中毒。霉变甘蔗中毒是指食用霉变甘蔗引起的中枢神经系统中毒性疾病，多发生在2～3月的北方地区，因产自南方的甘蔗11月份收割后运到北方，储存在仓库、地窖等地方堆放过冬，第二年春天销售时部分发生霉变（见图7-6）。其病原菌是节菱孢，产生的毒素主要损害中枢神经系统。婴幼儿易发生霉变甘蔗中毒，多在食后15分钟～8小时内发病，亦有长至48小时者。

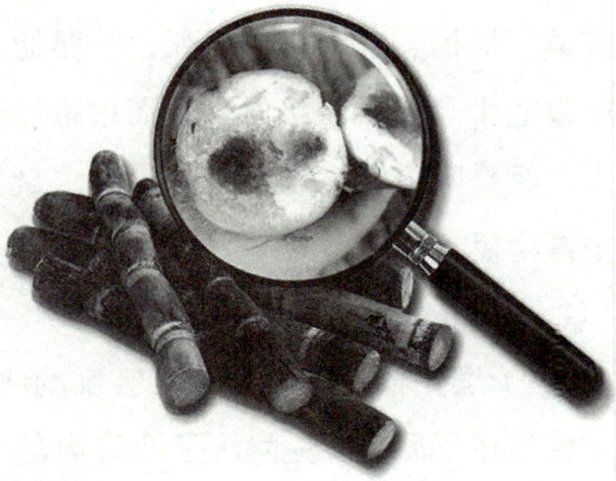

图7-6 霉变的甘蔗

1. 霉变甘蔗中毒的症状

首先表现为一时性胃肠道功能紊乱，比如恶心、呕吐、腹痛等，一般没有腹泻；并可出现神经系统症状，比如头痛、头晕、眼前发黑、复视。轻者很快恢复，较重者胃肠道症状加重，频繁恶心、呕吐，并可发生昏睡。

2. 霉变甘蔗中毒的紧急处理

进食了霉变甘蔗不久或发病始初，可用手指抠掏患儿咽喉，刺激产生反射性呕吐，尽快把霉变的蔗汁吐出来；同时争分夺秒地去就近医院就诊，告知医生是吃了霉变甘蔗和食用的大概数量，防止医生误诊误治；还要说明吃甘蔗的时间，以便医生决定是否洗胃、催吐或采取其他相应的有效治疗措施。

第二节 重金属中毒

一、重金属中毒的概念

重金属中毒是指原子量大于65的重金属元素及其化合物引起的中毒，因为重金属能够使人体内的蛋白质结构发生不可逆的改变，影响组织和器官的功能，使体内的酶不能发生化学反应，机体就不能进行营养物质的吸收以及代谢废物的排出，从而导致人体组织细胞结构崩解，功能丧失。在人体内有非常多的化学反应对重金属非常敏感，如果重金属参与体内化学反应，则体内很多化学反应会出现功能障碍。重金属中毒常见的有汞中毒、铅中毒、砷中毒等，一般都包括急性中毒和慢性中毒，如急性砷中毒，它通常是急性消化道吸收中毒，通常会出现恶心、呕吐、腹痛、血便、休克或者低血压等症状，这种情况下需要紧急处理。

小案例

四川德阳一男童，1岁5个月，因为发热，幼儿母亲用肛温表给患儿测体温，幼儿站起来的时候不慎跌坐，导致肛温表插破直肠，断裂在腹腔内，X线诊断检查显示其直肠壁和腹腔内有多处水银阴影，因为无法手术取出，幼儿后出现流涎、烦躁、出汗等症状，尿汞含量超高，诊断为慢性汞中毒，只能定期进行祛汞治疗。

二、重金属中毒的处理方法

重金属中毒的治疗一般可采取以下措施：

（1）离开中毒环境或停止摄入毒物，根据中毒方式采取相应的措施。

（2）减少已进入人体的毒物的吸收，比如催吐、洗胃、利尿、导泻等。目前，药用炭吸附毒素的方法使用也比较多。

（3）保持呼吸道通畅，可对症采取吸氧、气管插管等措施。

（4）特效解毒，这是重要的治疗措施之一。砷中毒可以用青霉胺、二巯丁二酸解毒；铊中毒可以使用普鲁士蓝解毒等。

（5）对症处理，进行补液、营养支持等。

三、常见的重金属中毒

（一）铅中毒

铅是人体中的一种微量元素，当超过一定数值以后，就会引起铅中毒。体内血铅达到10微克/千克以上者就算亚临床铅中毒，血铅达到45微克/千克以上者出现临床症状，血铅在100微克/千克以上者出现脑病症状甚至死亡。铅中毒可以引起小儿多动症，影响儿童生长发育、智力发育等等。

1. 婴幼儿铅中毒的原因

常见的铅中毒原因如图7-7所示。

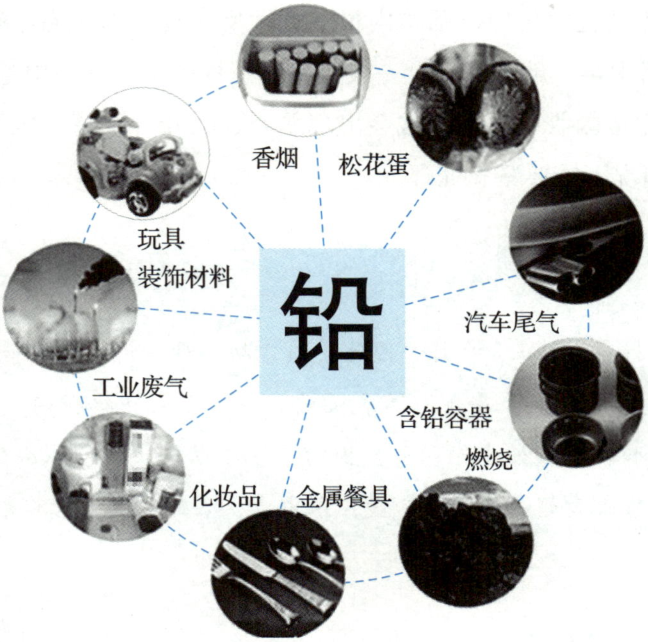

图 7-7　常见的铅中毒原因

（1）婴幼儿经常玩劣质的玩具导致铅中毒。婴幼儿接触的铅很多都来自玩具、书籍、报纸，这些东西上面都有很多的铅，婴幼儿会通过皮肤接触而吸收一些，另外涂有含铅油漆的学习用品和玩具会污染婴幼儿的手，再经手、口途径而污染人体。

（2）饮食不当导致铅中毒。家长或托育机构在饮食方面没有做好调整，经常给婴幼儿食用油炸食物、松花蛋、爆米花、用含铅的茶壶煮的开水、含铅杀虫剂喷洒的水果等，就可能会导致婴幼儿铅摄入过多，引起铅中毒。

（3）没有给婴幼儿一个良好的居住环境，也可能会造成铅中毒。比如让婴幼儿长期生活在环境不好，以及含有大量含铅的废水废气排出的地方，而且婴幼儿的身高比较低更容易吸收汽车尾气，这就会对婴幼儿的健康造成极大的影响。

2. 铅中毒的临床表现

（1）急性铅中毒的患儿口腔内会出现金属味，同时出现恶心、呕吐、流涎等症状，因为铅在胃内会转变为白色氯化铅，因此患儿的呕吐物多是白色奶块状，同时会伴随着出汗、腹痛、情绪烦躁、拒食等诸多症状。如患儿出现急性铅中毒性脑病时，会出现喷射性呕吐，同时会出现共济失调、呼吸和脉搏的速度增快、惊厥、斜视、昏迷、视神经盘水肿、血压增高等症状。小婴儿患病时可表现为前囟饱满或者头尾增大、颅骨缝增宽。

（2）发生重症铅中毒的患儿会出现阵发性腹绞痛，还会引起循环衰竭、少尿或无尿、肝大、黄疸、麻痹性肠梗阻、消化道出血。发病时间长的患儿会出现贫血症状，同时因为铅在牙齿与指甲沉着而导致其转变为黑色，年龄较大的患儿会出现指、趾等部位麻木症状。有些患儿还会出现肢体瘫痪、呼吸衰竭。

（3）年龄在 2 ～ 3 岁的患儿容易出现慢性铅中毒，整个诱发过程为 3 ～ 6 月。而中枢神经系统病变如运动过度、癫痫样发作、攻击性行为、语言功能发育迟滞或丧失等，都是其主要病变表现。

3. 铅中毒的治疗和预防措施

铅中毒可采取以下措施进行治疗：

（1）让婴幼儿脱离铅污染的环境，是处理高铅血症和铅中毒的根本办法。脱离铅污染环境以后血铅水平可以显著下降，所以要尽快查找铅的污染源，脱离污染环境。

（2）及时进行营养干预，对于铅中毒的婴幼儿要补充蛋白质、维生素和微量元素，纠正营养不良，补充钙、铁、锌等，纠正微量元素和维生素的缺乏，有助于治疗铅中毒。

（3）进行驱铅治疗。驱铅治疗是通过药物与体内的铅结合并排泄，以阻止铅对机体产生毒性作用。药物驱铅适用于临床重度铅中毒患者，且对人体有一定毒副作用。非药物驱铅食品正日益成为婴幼儿的驱铅首选。

预防婴幼儿铅中毒，首先要养成良好的生活习惯，远离铅危害。勤洗手，特别是进食前一定要洗手；常给婴幼儿剪指甲，不让婴幼儿咬指甲，因为指甲缝里特别容易藏匿铅尘；经常清洗儿童玩具；不要用报纸等印刷品直接包装食品。其次要养成良好的饮食习惯。少吃含铅多的食品，如膨化食品，爆米花，皮蛋等；少吃烧烤类产品；多食大蒜、韭菜、动物肝脏、蛋白质、含铁和锌丰富的食物；婴幼儿应该定时进食，空腹时铅在肠道的吸收率可成倍增加；可多食富含维生素 C、蛋白质和铁的食物；多食降铅食品，如水果、海带、大蒜等。最后要塑造良好的居住环境，隔绝铅危害。不要让婴幼儿在交通繁忙的马路或铅作业工业区玩；不要使用彩色陶器或水晶盘盛放食物，特别是果汁饮料。

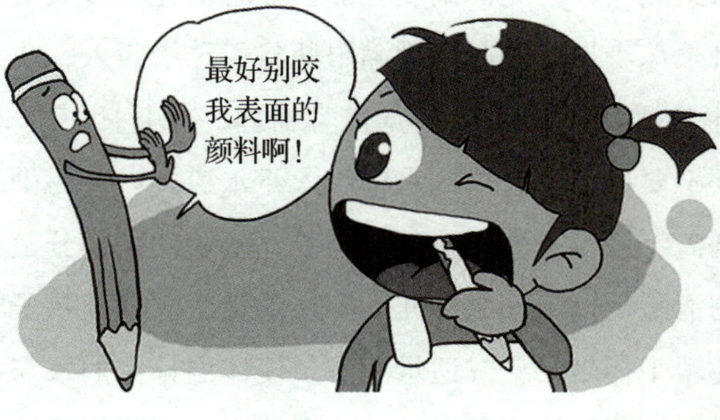

（二）汞中毒

汞中毒也称为“水银中毒”，是指汞通过呼吸道、皮肤接触、口腔、静脉注射等途径进入人体，造成神经系统、呼吸系统、胃肠道和肾脏等损伤。汞中毒根据其中毒急慢性程度以及中毒途径可有多种临床表现。急性汞中毒表现为多系统受累，损伤的器官主要是肾，其次为消化道、肺等，表现为急性支气管炎、肺炎、口腔炎、肠炎、发热、意识混乱、呼吸困难等；慢性汞中毒损伤的器官则主要是脑、消化道和肾，主要会影响中枢神经系统，患者会表现为失眠、记忆力减退以及情绪不稳、食欲不振，甚至出现神经质等等，还会有视力障碍、晶体混浊的表现。

含汞（水银）体温计的破碎（见图 7-8），是日常生活中发生汞中毒的原因之一。我国充汞式体温计的年产量约 1.2 亿支，其中 4 000 万支在国内使用。一支普通的玻璃体温计含汞约 1 克，一台台式血压计含汞约 50 克。由于所用容器的材质多为玻璃，因而在使用中容易发生破碎而致汞泄漏。汞在常温下可以蒸发，形成汞蒸气。据测算，打碎一支体温计泄漏的汞全部蒸发后，可使一间 3 米高、15 平方米的房间内空气中汞的浓度达到每立方米 22.2 毫克。人在汞浓度为每立方米 1.2 ～ 8.5 毫克的环境中会很快出现中毒。而婴幼儿发烧时，全家人都会忙乱，忙乱之中打碎体温计的情形常常发生。如果体温计被打碎，汞散落在地面上，家长绝不能掉以轻心，如果不幸体温计碎在了孩子的嘴里，更要进行紧急的处理。

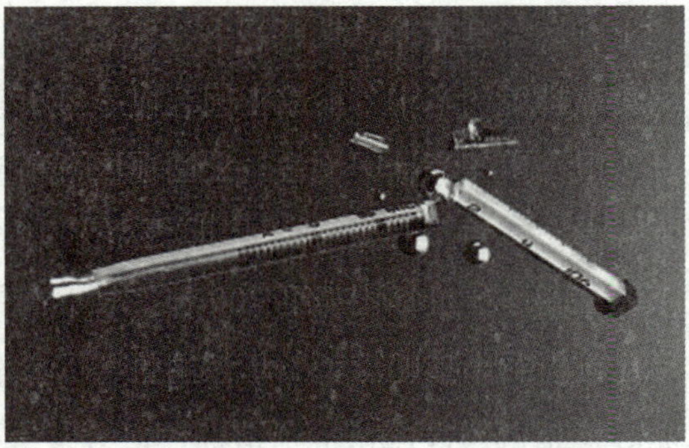

图 7-8　含汞体温计破碎

体温计打碎后水银散在地面上，应该带幼儿立即离开“发生事件”的房间，同时关掉室内所有的加热装置，以减少汞蒸发。打开窗户，充分换气，不能使用吸尘器或扫帚清除溅落的汞，以减少蒸发，避免污染吸尘器，同时避免汞形成更小的颗粒而扩大污染面，可用硬纸卡片将汞珠子推到一起，用滴眼瓶将汞珠子吸入，或是用硬纸片将汞珠子盛入盘子内。将收集的溅落汞仔细放入宽口容器内，并封闭其开口，用胶带粘起残留汞，一并清除。千万不要把收集起来的水银倒入下水道，以免污染地下水源，若汞溅落在地毯或毛毯上，则需将汞污染的那一部分割除，将此割除部分及其清理物品一起放入塑料袋内送到指定的清除地点。如果幼儿咬碎体温计，立即让孩子将碎玻璃吐出，并用清水漱口。可给幼儿服 1 杯牛奶，或适量豆浆，使体温计中的汞与牛奶或蛋清结合后排出体外。但一般来说，汞不溶解于胃肠液，比重又大，到胃里后容易经肠道而随粪便排出，所以不必过分恐慌。如在事发后，幼儿出现恶心、呕吐、腹痛，应及时就医。

预防水银中毒还是以家庭预防为主，不要把玻璃水银制的体温计放到幼儿能自行拿到的地方，要及时耐心教导幼儿，体温计不可以乱动，告知其危害性。在给婴幼儿试体温时，应严加看管，以防由于各种可能的原因，诸如体位改变等，将体温计打碎。一般情况下，不要给幼儿用“口温表”测体温。鉴于玻璃易碎，水银有毒，建议为幼儿选一款性能可靠的电子体温计。

第三节　药物误服或过量

一、药物误服或过量的原因

如今不少厂家把药物做得很精致，给幼儿吃的药口感也很好，一些药品的色彩、形状、带有甜味的糖衣以及颜色鲜艳的药品包装，对儿童来说有很大的诱惑力。在好奇心的驱使下，儿童容易自行打开药物或有毒物品包装而发生误服，其中以 1 ～ 3 岁儿童发生误服的比例最高。因此，儿童吃过量的药或吃错药的事情时有发生。

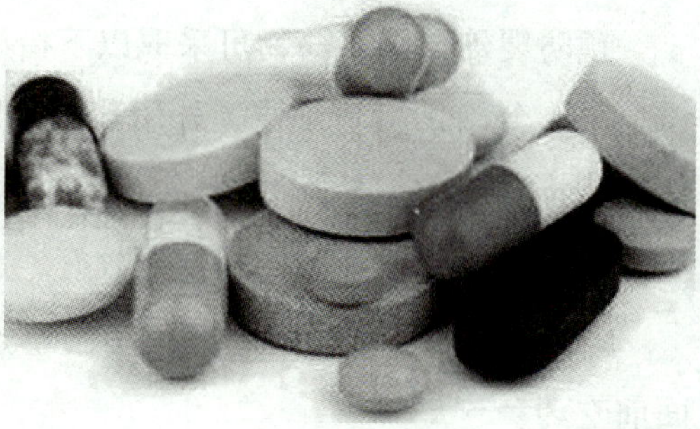

二、药物误服或者过量的危害

误服药品多发于 1 至 3 岁的幼儿，其消化系统发育不完全，胃排空时间长，消化液分泌少，胃肠蠕动慢，并且肾功能低下，其血流量只是成人的 20% ～ 40%，肝脏机能不成熟，分解排泄药物能力差，神经系统和血脑屏障发育不成熟，所以当幼儿发生误服药物和超量服药时，分解代谢慢，不易排出，对主要脏器损伤很大。即使救治及时，也容易发生后遗症甚至死亡。

三、婴幼儿常见的药物误服或过量现象

（一）误吞药物

婴幼儿误食药物的病例很常见，主要是家长粗心大意，未能把药物妥善地保管好，

以致不懂事的婴幼儿拿到了误服。也有的是因为婴幼儿患病，家长在喂药时误将其他种类的药物给小儿喂下。因此药物一定要放在柜子里收好，或放到比较高的地方，尽量远离婴幼儿的视线。另外，洗洁精、消毒水、卫生间清洁剂等物品，也要收好。还要对婴幼儿说清楚，药不是糖，即便好吃，也只能在生病的时候吃，否则会中毒。家长可以通过游戏让幼儿明白药物中毒的危害，加深幼儿的印象。如果幼儿识字了，家长可以和幼儿一起认药瓶上的药名、有效时间、使用量以及禁忌证，这对能认识简单字的幼儿很有效。

家长不要一发现幼儿误服药物后就惊慌失措，更不要指责打骂孩子，应牢记四个处理原则：迅速排出、减少吸收、及时解毒、对症治疗。否则孩子哭闹，更不利于说清真相，还会拖延时间。要冷静下来弄清楚幼儿大概服的是什么药、服了多长时间，这对于治疗处理很有帮助。若是小儿禁食的药物类型要及时进行催吐处理，以免药效产生后对孩子肝肾功能造成严重影响。建议可以用勺子或用手来抠孩子的舌后根，这样可以让孩子将药物吐出来，若采用催吐的方法不能有效将药物排出，建议及时带孩子到医院进行洗胃治疗，特别是当幼儿已经出现中毒症状时，家长必须立即将其送到医院抢救治疗。

预防婴幼儿误吞药物可采取以下措施：

（1）分门别类防拿错。外用药与口服药要分开，成人药与儿童药要分开，不要把食物和药物混放在一起。

（2）妥善放置。家中药物要放好，放在孩子够不到的地方，盖子盖紧。

（3）避免在孩子面前吃药。孩子模仿力强，最容易模仿大人的动作，应避免在孩子面前吃药。

（4）告知药品的危险。平时给孩子吃药的时候，不要骗孩子是糖果，应该和孩子说明这是药物，是治疗疾病的。

（5）注意卫生。平时要告诉孩子，不要随便捡地上的东西吃。

（二）过量服用止咳糖浆

小案例

2016 年 10 月，汉川一名 4 岁男童一口气喝下半瓶小儿止咳糖浆，导致中毒，经医生全力抢救后方脱险。据汉川市人民医院急诊科医生介绍，近日，该市韩集乡一名 4 岁男童小雨（化名）趁家中无人，在冰箱中找出一瓶小儿止咳糖浆，一次喝下半瓶，被送到急诊科抢救。经过洗胃和 3 天的治疗、观察，小雨康复出院。

小儿止咳糖浆中毒的婴幼儿可能出现下述症状：恶心、呕吐、发热、出汗、心跳加快、皮肤灼热、呼吸短浅……还可能出现大脑兴奋烦躁和失眠等，需要及时就医。

小儿止咳糖浆的临床用量应严格掌握。一般每日服 3 ～ 4 次。每次用量随年龄而定，2 ～ 6 个月龄服 0.5 毫升；6 ～ 12 个月龄服 1 毫升；1 ～ 2 岁服 2 毫升；3 ～ 4 岁服 3 毫升；5 ～ 6 岁服 4 毫升。喂服前应摇匀。如不慎喂服过量，应立即采用按压舌根的方法催吐，中毒严重者应立即送医院治疗。另外，小儿止咳糖浆种类很多，要对症选择，不要滥用。一般对频繁的干咳、痰液不多的刺激性咳嗽，可选用以止咳作用为主的糖浆。对于痰多的咳嗽不能单用止咳糖浆，以免止住了咳而痰液仍滞留在呼吸道内，引起或加重感染，对这类咳嗽应选用以祛痰作用为主的止咳祛痰糖浆。

（三）过量服用小儿驱虫药

小儿驱虫药常以糖丸的形式出现，长得有点像糖果，所以深得某些小朋友的喜爱。如果家长教导不及时，对这种有点特殊的“糖丸”保管不力的话，易造成幼儿擅自服用。所以，小儿驱虫药服用过量的事情也就常有发生。一般来说，两岁以上的孩子就可以服用驱虫药了，医生建议每年服用两次，可以分别在春天和秋天服用。但有的家长总是对孩子的肚子里到底是否有“虫”心存疑虑，若是服药后又没能及时见有虫排出，妈妈就会更急，于是可能给孩子再服。其实，很多驱虫药的毒性都比较强，如果长期反复使用，很可能对孩子的心脏、肝、肾等重要器官造成损害。

常用的驱虫药有噻嘧啶、左旋咪唑、甲苯达唑等，这些药都有一定的毒性和副作用，驱虫药吃过量可能会出现一些不良反应，如恶心、呕吐、轻度腹痛、胃部不适、食欲减退、头晕、乏力及胃寒等症状。如果孩子不出现恶心、呕吐、乏力等其他不适的症状，那么问题不大，可以暂不特殊处理，大量喝水排出体外就可以了。如果症状比较严重，恶心、呕吐比较频繁，则需去医院洗胃治疗。因此，任何一种驱虫药，都不宜经常服，肝肾功能不好、脾胃虚弱、急性发热的孩子更应慎用或禁用。有寄生虫反复感染的孩子，要及时就医，在医生的指导下，准确选药，妥善治疗，而家长不宜自行购买并服用驱虫药。同时应教育小孩养成良好的卫生习惯。

（四）鱼肝油中毒

鱼肝油中含有脂溶性维生素 A 及维生素 D、EPA 和 DHA、烃安甘油、角鲨烯。由于其含有丰富的维生素 A 以及维生素 D，常常被家长用来给孩子补充维生素。很多家长在认识上存在误区，认为鱼肝油是营养素，长期给孩子服用没有任何问题。其实，维生素 A 和 D 都属于脂溶性维生素，易在体内储存蓄积，如果长期过量服用，会给孩子健康带来危害，严重时会引起中毒。

1. 鱼肝油中毒的症状

维生素 A 长期大量食用可引起慢性中毒，过量的维生素 A 在体内会破坏细胞器，引起组织损伤，机体会有全身软弱无力、身体不适、发热、毛发干枯或脱落、皮肤干燥和瘙痒、体重减轻、四肢疼痛、贫血、眼球突出、颅内压增高、剧烈头痛等表现。一次大剂量服用鱼肝油会导致维生素 A 急性中毒，表现为食欲减退、头痛、视力模糊、急躁、脱发、腹泻、恶心、肝脾肿大等。人体过量摄入维生素 D 也会发生中毒，主要表现为低热、食欲减退、无力、恶心、多饮多尿、贫血、体重下降等，严重者会出现惊厥等症状。

2. 鱼肝油中毒的处理

一旦确定为鱼肝油中毒，应马上停服鱼肝油，以免维生素 A 继续吸收，还要停用维生素 A 及含有维生素 A 的食物，急性症状多至一周后消失。对误服大剂量者须及时催吐、洗胃和导泻。若是急性中毒，停药两天，输液及对症处理，症状就会消失；慢性中毒者停药 1 ～ 2 周后，头痛、呕吐、前囟隆起等症状也会迅速消失，但此时血内维生素 A 仍处于较高水平，必须停药 6 个月左右，否则会复发。在此期间即使食用鲨鱼或比目鱼肝也可引起中毒，均应避免摄食。对于维生素 D 过量引起的中毒症状，如血钙过高，应限制钙的摄入，包括减少富含钙的食物摄入，加速钙的排泄。

知识链接

某幼儿园食物中毒事件应急工作预案

为了加强食品卫生管理，提高食物中毒事件的处置能力，最大限度地保障师生的生命安全，制定本预案。

一、领导小组

组长：××× 园长

副组长：××× 副园长、×××（书记）、×××（教养主任）、×××（后勤主任）

成员：×××、×××、×××

二、各部门职责

1. 领导小组：主要负责事故发生时的指挥协调工作。

2. 宣传小组：主要负责对幼儿进行经常性的食品卫生安全知识的宣传教育工作。事故发生时，及时把情况如实上报。

组长：×××

成员：××× 及各主班教师

3. 安全保卫小组：主要负责事故发生时的安全保卫工作，将中毒师生快速送至医院。

组长：×××

成员：×××、×××、×××

4. 救护小组：主要负责对中毒幼儿的救护工作。及时与医院联系，保证抢救工作顺利进行。

组长：×××

成员：×××、××× 及各主班教师

5. 伙房工作人员：主要负责保存好留样食物，保护好现场，配合调查人员进行事故调查。

组长：×××

成员：×××

三、日常工作要求

1. 利用园内宣传工具进行食品卫生安全和预防措施的宣传教育。

2. 上好卫生教育课，使每个幼儿了解掌握食品卫生知识和健康常识，养成良好的饮食卫生习惯。

3. 搞好园所环境卫生及室内外卫生。

4. 做好传染病的预防工作，定期检查身体，按时计划免疫接种。

5. 不准小摊小贩在幼儿园门前摆摊卖食品，教育幼儿不在园外买零食，以防中毒事件发生。

6. 杜绝“三无”产品进园。所有食品全部由伙房加工制作，不经园领导批准不得购买熟食和现成食品。

7. 掌握好食品原材料库存量和存放时间，妥善管理，不得出现发霉变质现象，仓库内做好灭鼠工作。

8. 原材料的储存要分类、分架、离墙、离地。食品的存放、加工、分发要生熟分开。

9. 已加工完的饭菜盛桶后要及时加盖离地，做好防蝇工作。

10. 饭菜按量制作分发，不得存放剩饭菜。

11. 饭菜实行 24 小时留样观察，并做好详细记录。

12. 非伙房人员严禁入内，伙房人员禁止一人单独在伙房。伙房人员工作期间大门上锁，下班时关好门窗。

13. 各班老师加强对幼儿的观察，及时发现异常现象。

四、事故应急处理

1. 餐后当幼儿出现呕吐、腹泻等现象时，带班教师要立即汇报并及时将幼儿送往医院。

2. 伙房人员负责保留好饭样及餐具，并送往卫生防疫部门进行检验。期间严禁无关人员进入伙房。

3. 组织由保健医生、骨干教师组成的救护队伍，具体负责救护事宜。

4. 稳定家长情绪，做好家长工作，看护好在园幼儿，保证幼儿园的正常工作秩序和生活秩序。

5. 及时向主管部门和卫生防疫部门报告有关处理情况。

本章小结

本章主要介绍了婴幼儿中毒的不同类型。通过本章的学习，同学们可以了解到婴幼儿中毒的常见原因和典型症状，掌握中毒之后的紧急处理方法，学会在生活中预防中毒的发生。特别要了解常见的食物中毒的原因和预防措施，建立良好的预防机制，减少婴幼儿急性中毒的发生，提高婴幼儿日常生活的质量。

同步练习

一、不定项选择题

1. 禁用催吐方法的中毒患儿是指（　　）。

A. 毒物摄入在 2 ～ 4 小时内的患儿　　B. 神志不清和腐蚀剂中毒者

C. 神志清醒的患儿　　D. 学龄前儿童

2. 大量盲目地服用（　　）会造成婴幼儿中毒。

A. 维生素　　B. 辅食　　C. 汽水　　D. 果汁

3. 最常见的食物中毒是（　　）。

A. 毒蘑菇中毒　　B. 化学性食物中毒

C. 砷污染食品引起的食物中毒　　D. 细菌性食物中毒

4. 食物中毒与其他急性疾病最本质的区别是（　　）。

A. 潜伏期短　　B. 很多人同时发病

C. 急性胃肠道症状为主　　D. 病人曾进食同一批某种食物

5. 下列属于婴幼儿维生素 A 慢性中毒的常见症状的是（　　）。

A. 皮脂溢出样皮炎　　B. 毛发干枯稀少

C. 骨痛　　D. 以上都是

二、判断题

1. 小儿误食药物属于吸入中毒。（　　）

2. 食品冷藏、冷冻可以将原料、成品、半成品放在一起。（　　）

3. 霉变甘蔗中毒主要发生在 2、3 月份的南方。（　　）

4. 在同一环境中，同时或短时间内相继发生的类同综合征，要想到中毒的可能。（　　）

5. 为防止引发食物中毒，有关部门已多次明确餐饮服务单位不得加工经营河豚。（　　）

三、简答题

1. 简述农药中毒的常见原因。

2. 简述食物中毒的分类。

3. 简述汞中毒的处理方法。

四、思考题

在生活中应如何避免各种婴幼儿中毒事件？

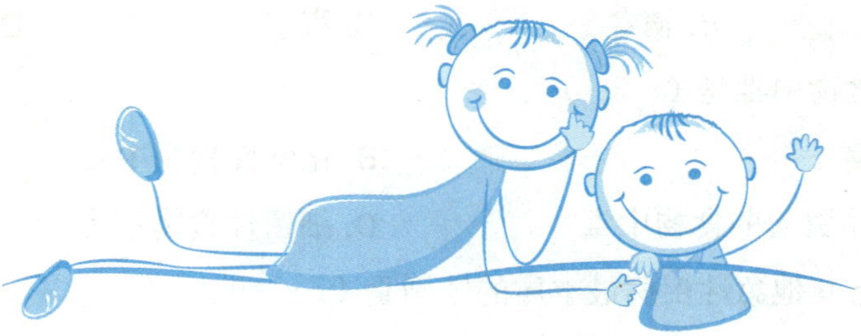

第八章　婴幼儿异物伤害预防与处理

学习目标

知识目标

1. 了解婴幼儿常见异物伤害的类型和原因。
2. 熟悉外耳道异物、鼻腔异物和呼吸道异物的症状。
3. 掌握外耳道异物、鼻腔异物和呼吸道异物的预防措施。

能力目标

1. 能够对外耳道异物进行正确的处理。
2. 能够对鼻腔异物进行正确的处理。
3. 能够对呼吸道异物进行正确的处理。

素养目标

1. 深刻理解婴幼儿异物伤害尤其是呼吸道异物的危害性。
2. 培养学生的预防意识和及时、正确处理婴幼儿异物伤害的责任意识。

案例导入

幼儿误食异物需当心　医院上演惊险案例

一名1岁6个月女童因“间断发热、咳嗽伴喘息两月余”入住山东大学齐鲁医院儿童医疗中心呼吸科。女童病初曾有发热伴咳嗽、咳痰的症状，当地医院进行口服抗生素治疗，但无好转。入院后查体可见呼吸略促，但检查指标都比较正常，那么反复困扰患儿近两个月导致患儿右肺病变的元凶到底是什么呢？

在齐鲁医院某位儿科专家主持下，会同主任医师、副主任医师等专家详细讨论，认为支气管镜检查已非常必要。经与家长反复沟通，同意进行支气管镜检查。结果正如所料，支气管镜下发现右主支气管开口处被一似片状硬性异物嵌顿，医生小心翼翼地将其旋转取出，因为异物嵌入时间长，嵌顿处黏膜肿胀、糜烂、肉芽形成，有明显的支气管内膜炎症。

据女童祖母回忆，患儿两个月前曾手拿盒装奶外附带的吸管玩耍，后喝水时曾出现剧烈呛咳，估计患儿是在家长未注意的情况下咬开管外包装，误吸入气管。

至此，困扰患儿近两个月并导致反复咳喘的“真凶”被擒，也引得患儿家属陷入无限自责与反思。

问题：此案例发生的主要原因是什么？该如何预防此类伤害？

第一节　异物伤害预防与处理概述

异物伤害是指各种因素导致异物进入体内，并对机体造成一定程度的损伤，出现了各种症状和体征，如食道穿孔、气道梗阻、脑损伤等。

一、婴幼儿异物伤害的分类

按异物损伤部位分类，常见的异物伤害主要有：耳异物、鼻异物、咽异物、喉异物、气管与支气管异物、食管异物、眼异物等。婴幼儿异物伤害多是由异物通过口、鼻、耳等进入身体引起的，常见的异物包括：食物、硬币、尖锐异物、电池、小磁铁、气球、玩具零件及碎片等。十大儿童易吞入异物见图 8-1。

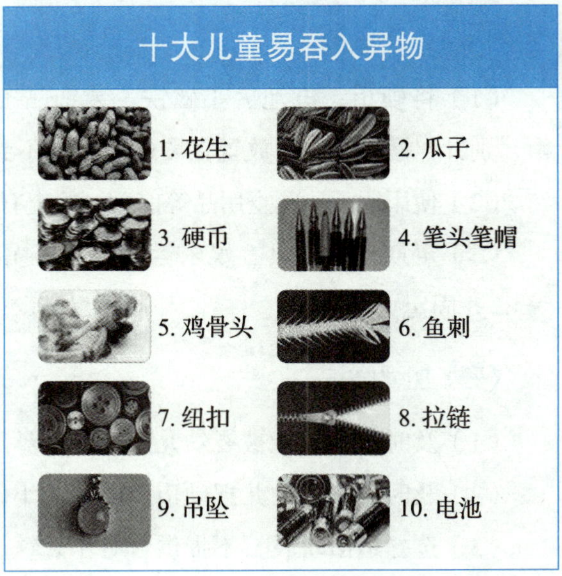
十大儿童易吞入异物
1. 花生
2. 瓜子
3. 硬币
4. 笔头笔帽
5. 鸡骨头
6. 鱼刺
7. 纽扣
8. 拉链
9. 吊坠
10. 电池

图 8-1　十大儿童易吞入异物

一般说来，异物的危害性取决于其阻塞腔道的完全程度及并发症的有无。耳、鼻异物相对较安全，而咽、喉、食管异物危害性较大，气管、支气管异物则更为危险。

二、婴幼儿异物伤害发生的原因

异物伤害发生的原因包括主观和客观两方面因素：主观因素主要是患者缺乏防范意识，漫不经心，喜欢口含异物，看护者放松对小儿的保护等；客观因素主要是年龄特征，如婴幼儿牙齿未萌，咀嚼、吞咽功能尚不完善，气道保护机制尚未健全，但婴幼儿又天性好奇和喜食，再加上偶然事件或意外，很容易发生该类意外伤害。

三、婴幼儿异物伤害的处理

异物伤害在很大程度上与交通等事故相仿，实际上属于一种意外，重点在于预防其发生。

根据《托育机构婴幼儿伤害预防指南（试行）》，托育机构婴幼儿异物伤害预防重点要做好以下三方面工作。

（一）安全管理

制定和落实预防婴幼儿异物伤害的管理细则，主要内容包括：婴幼儿生活环境异物伤害风险的定期排查和清除；婴幼儿饮食、玩耍等活动照护与管理；婴幼儿食物、玩具、儿童用品安全管理；工作人员预防婴幼儿异物伤害的安全教育和技能培训。

（二）改善环境

（1）将硬币、电池、小磁铁、装饰品（例如项链、皮筋、耳环等）、文具（例如笔帽、别针）等小件物品放置在婴幼儿接触不到的区域。

（2）使用玩具、儿童用品等前后，检查有无零件、装饰物、扣子等破损、脱落或丢失。

（3）定期检查家具、娱乐运动设备有无易掉落的零件、装饰物（例如螺丝钉、螺母等），并固定。

（三）加强照护

（1）及时收纳可能被婴幼儿放入口、鼻、耳等身体部位的小件物品。

（2）及时制止婴幼儿把硬币、电池等小件物品放入口、鼻、耳等身体部位的行为。

（3）选择适龄玩具，不提供含有小磁铁、小块零件的玩具。

（4）不提供易导致异物伤害的食物，如含有鱼刺、小块骨头的食物。

第二节　外耳道异物

外来异物存留于外耳道即成为外耳道异物，多见于婴幼儿尤其是学龄前儿童。婴幼儿外耳道异物多于玩耍时放入，昆虫类异物多在婴幼儿睡眠时进入外耳道，水的进入多为洗澡、洗头时不慎所致。外耳道异物可引起炎症、疼痛、听力下降等，一般严重不良后果较少。

外耳道异物种类繁多，依其属性可分为动物类、植物类、非生物类三种。动物类如小昆虫、水蛭等；植物类如谷类、小果核、豆类等；非生物类如小玩具、小石子、沙粒、铁屑、断棉签、火柴棒、纸团等。如图 8-2 所示。

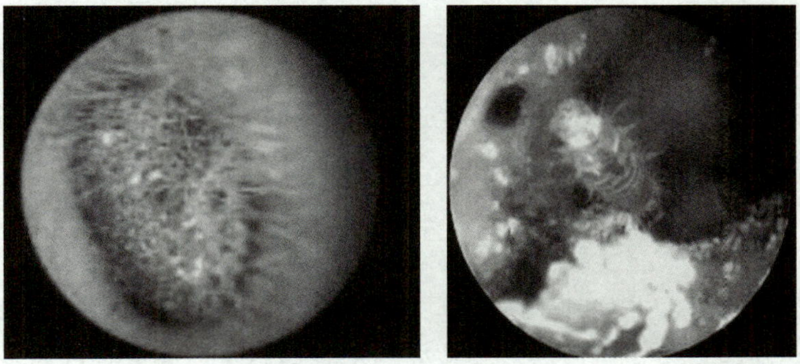

图 8-2　外耳道异物

一、临床表现

如果婴幼儿无故哭闹，搔抓外耳道口，就应仔细检查外耳道，因为婴幼儿外耳道异物多半在继发感染后才引起注意。异物因形态、性质、大小和所在位置不同，临床症状也各不相同。异物位置愈深，症状一般愈明显。靠近鼓膜的异物可压迫鼓膜，导致耳鸣、眩晕，甚至引起鼓膜及中耳损伤。

小而无刺激性的异物可长期存留而不引起任何症状；较大的异物可引起耳痛、耳鸣、听力下降、反射性咳嗽等。动物性异物如昆虫在外耳道内爬行可引起剧烈耳痛和耳鸣。植物性异物吸水膨胀后，可产生炎症反应并压迫外耳道，引起疼痛。水进入耳内有极不舒服感。

二、处理方法

婴幼儿异物入耳的处理原则是：尽早取出异物，防止局部损伤和感染。

发现异物入耳后，应及时到医院由耳鼻喉科医生取出。如果一时无法前往，可以试用以下几种方法。

（一）昆虫入耳

1. 光诱法

大多数昆虫具有趋光性，可利用昆虫的这一特性，在黑暗处用灯光或手电筒照射外耳道口，把虫子引诱出来。

2. 淹毙法

如果耳朵疼痛不是很严重（说明鼓膜良好），可使幼儿患耳朝上侧卧，往耳内滴入数滴食用油或洁净的水，迫使昆虫死亡或逃出。几分钟后虫子会被淹死，再耳道口朝下，让死虫随液体流出。

（二）水入耳

可用脱脂棉球把耳内水液吸出，或让进水一侧的耳道朝下，同侧单脚跳跃，水即可流出，再用棉签在耳道内轻轻转动擦干。

（三）植物种子入耳

植物种子如小豆粒、花的种子等入耳，可嘱咐孩子头偏向异物侧，单脚跳让种子排出。在入耳不深的情况下也可以尝试从边缘用挖耳勺探入、撬出。忌用水冲，以免种子胀大，更不易取出，长时间还可能引起种子发芽，耳道感染。

（四）玩具部件入耳

如为小弹丸、玻璃球一类比较光滑的东西入耳，可让孩子头偏向异物侧，嘱其单脚跳以促使异物排出。

（五）棉花或纸片入耳

孩子若是不慎把棉花、纸片塞进耳内，如果位置较浅在耳朵口，可用细的镊子，轻轻地伸入耳道，把它慢慢地钳出来。如果掉的位置较深，就需要到医院就诊，由专业医生取出。

（六）铁屑入耳

若为铁屑入耳，可使用细条形磁铁伸入外耳道口将其吸出。

需要注意的是：一旦外耳道有异物进入，要镇静，不要慌张。切不可用耳勺等尖锐物品伸入耳内掏挖，以免异物越陷越深，刺伤鼓膜。当以上方法无效时，应及时就诊，让医生来帮忙将异物取出。

三、预防措施

（1）戒除挖耳恶习，以免断棉签、火柴棒等物遗留耳内。

（2）教育孩子不要将细小物体放入耳中。

（3）野外露宿应加强防护，以防昆虫误入耳窍。

第三节　鼻腔异物

因各种原因，外来的物体或内生物进入鼻腔并滞留其内，即成为鼻腔异物。该病多见于幼儿，特别是学龄前儿童，较少见于年龄较大的儿童和青少年。婴幼儿常常出于好奇，将小的异物塞入鼻腔造成鼻腔异物。异物塞进鼻孔后，孩子会用自己的手去取它，反而会把它推到深处。另外，野外露宿时昆虫自前鼻孔爬入鼻腔，呕吐、进食时呛咳将食物喷入鼻腔，外伤中异物自鼻、面创口进入鼻腔或鼻窦等，也是鼻腔异物的常见原因。

小案例

我就是不告诉老师——彩色毛球入鼻腔事件

在2018年9月某日午睡时段，小二班刚入园新生黄某（女）将手中的一个彩色毛球塞进了鼻孔，自己没有抠出来，也没有告诉老师，直到离园，值班教师也未发现幼儿有异样。回家途中幼儿告诉奶奶，奶奶以为孩子在撒谎没有在意。直到第二天下午奶奶才打电话向班主任了解。考虑到幼儿的安全，园方建议家长立即带幼儿到医院进行确诊。家长赶紧带幼儿到儿童医院就诊，鼻腔镜显示确实有一块彩色毛球。如果幼儿没有得到及时救助，那么后果将不堪设想。

一、鼻腔异物的分类

（一）外生性异物

1. 非生物类

如小玩物、塑料珠、玻璃球、橡皮头、小饰物、纸、别针、钉子、螺丝、石头、粉笔、纽扣、糖果等。

2. 生物类

（1）动物类。如水蛭、昆虫、蛆等。

（2）植物类。如花瓣、种子、果壳、豆类等。

（二）内生性异物

内生性异物包括鼻石、死骨、凝血块、痂皮等。

二、临床表现

异物进入鼻腔依异物的性质、大小、形状、存留部位及时间之不同而症状各异。若异物光滑、干净、刺激性小，早期可无症状。婴幼儿鼻腔异物多有单侧流涕或涕中带血含脓和鼻塞等症状，或伴有前鼻孔皮肤潮红等表现。鼻内有动物性异物如水蛭、昆虫或蠕虫者，常有虫爬行感。鼻腔异物日久并发鼻窦炎或鼻窦异物并发感染者，可有流脓涕、头昏、头痛等症状。病程较长者可有贫血症状，如面白无华、易疲劳、周身乏力等。鼻镜检查多能发现鼻腔异物。

三、处理方法

鼻腔异物有一定危险性，因为一旦异物经鼻腔进入气管，很容易造成严重后果。婴幼儿鼻腔进了异物，最好将孩子送往医院请医生帮忙处理。家长或监护人一定不要试图抓住或拉出卡进孩子鼻内的物体，这可能会使物体更深入鼻内或移到后鼻腔，甚至进一步落入并卡在气道内，或者被孩子吸入肺部。有时异物在孩子鼻腔内没有被及时发现，因此一旦发现孩子鼻腔呼出臭味或经常流脓血样鼻涕，家长应及时带孩子去医院检查，看看是否鼻腔内有异物。

在某些特殊情况下，如果不能及时去医院，家长或监护人可小心地尝试采用以下办法进行处理：

（1）用手指将没有异物的一侧鼻孔压紧或堵住，然后让孩子张开嘴深吸气，然后做擤鼻动作，让气流将异物冲出。

（2）用棉花或小纸条刺激鼻黏膜，使孩子打喷嚏，将异物喷出。

（3）也可以尝试英国格拉斯哥皇家儿童医院耳鼻喉科的马里塞医生发明的鼻腔异物取出的新方法——“母亲之吻”（见图 8-3），具体步骤如下：

第一步：对孩子说明用意，并适当做出某些承诺，以取得孩子的合作。

第二步：让孩子端坐或直立，稍张口。

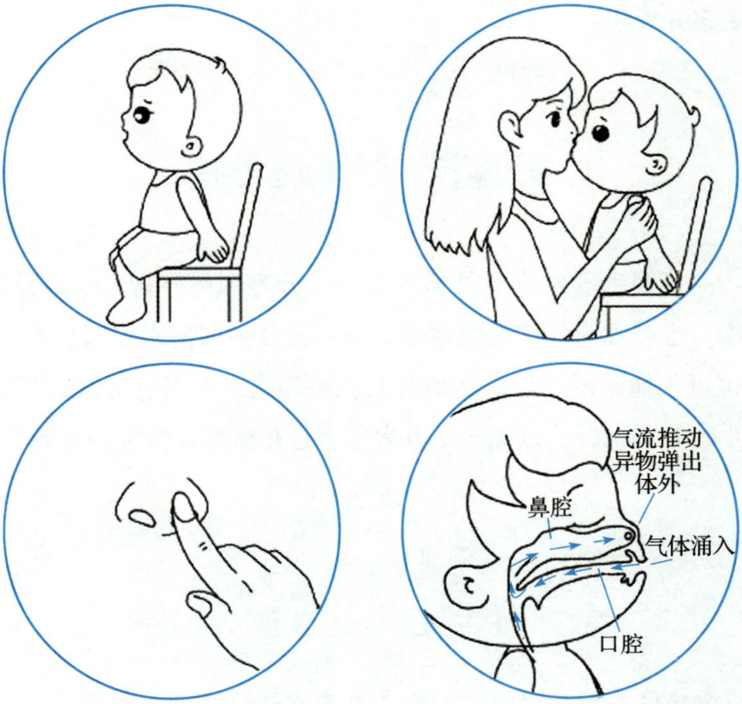

图 8-3　“母亲之吻”示意图

（资料来源：上海教育电视台微信公众号. 健康一点点：防范儿童异物入侵伤害，2020-08-04.）

第三步：孩子的母亲或父亲张口贴紧孩子的口，将嘴覆盖住孩子的嘴。

第四步：用一根手指按压住没有异物一侧的鼻孔使该侧鼻孔闭塞。

第五步：趁孩子呼气时猛吹一大口气，空气将通过有异物的鼻腔并将异物带出，异物便会弹出体外。

发现异物进入孩子鼻腔后，这种安全、有效、无痛苦的家庭应急处理方法，孩子比较乐意接受。即使失败，也不影响就医处理。已有的系列病例显示，该技术的总成功率达 59.9%，且无不良反应报告。

四、预防措施

（1）看护好婴幼儿，防止其将玩物塞入鼻内。

（2）教育婴幼儿不要将细小物体、食物或玩具等塞入鼻腔。

（3）进行户外活动时要注意做好防护措施，不能使用沟渠里的水、稻田水等给婴幼儿洗手擦脸，防止水蛭等寄生虫进入鼻腔而吸附在鼻黏膜上形成鼻腔异物。

（4）因婴幼儿往往不能讲清楚症状和病史，故一旦出现一侧鼻塞、腥臭味、浓鼻涕等症状时，要高度怀疑是鼻腔异物，应该及时去儿科就诊，进行详细的鼻腔检查，以免时间长了引起更多并发症。

第四节 呼吸道异物

呼吸道异物是耳鼻喉科常见意外伤害之一，分为咽部异物、喉部异物和气管异物。特别是喉部异物，也被称为气道异物梗阻，可在数分钟内使人因窒息而死亡，如异物深入下呼吸道，也可长期隐匿于体内达数月乃至数年之久。气管异物以婴幼儿为多见，3岁以下的婴幼儿约占80%，尤以1～2岁为主，是儿童意外伤害的主要原因之一。

小案例

痛心！4岁男童异物堵塞气道致死

湖南益阳迎宾路某幼儿园内，一名4岁男童疑似遭遇异物卡喉，送医后抢救无效死亡。家长看了视频后崩溃大哭，原来男童因吃下异物而导致气道堵塞，他用手抠嘴巴、不断蹦跳，试图将异物吐出来，直到3分钟后老师才发现，但送医后经抢救无效死亡。

绝大多数异物为外源性，包括植物性异物如花生、瓜子、豆类、玉米等，占80%，动物性异物如鱼刺、虾、骨片等，金属性异物如别针、图钉、螺丝钉、大头针等，化学品异物如塑料、橡皮塞、塑料笔帽、假牙等。内源性异物包括体内积留的血液、脓栓及吸入的呕吐物等。内源性异物大多会液化或排出体外，常无法得到及时的正确诊断和处理。

异物依其大小、形状及性质不同，可存留于不同部位。较大异物者可存留于气管，迅速出现明显呼吸困难；稍小者则落于支气管，细小者可进入肺段支气管；比较小而薄的异物则容易贴附于咽后壁，孩子有明显异物感，但不影响呼吸；异物光滑则易落入下部，异物有刺带钩则易钩挂于大径气管或支气管；光滑异物易成活动性，随呼吸呛咳而上下移动，因而症状最明显，危险性也最大，可嵌顿于声门裂，引起喉痉挛而致窒息。

一、发生呼吸道异物的原因

婴幼儿容易发生呼吸道异物的原因如下：

（1）婴幼儿牙齿发育不完全，咀嚼功能差，咽喉防御反射功能欠完善，以及辅食性状不符合婴幼儿年龄段，是造成婴幼儿呼吸道异物较多见的客观原因。

（2）婴幼儿顽皮，常边进食边玩耍嬉笑，且易受惊吓，易不慎跌倒，常致误吸而发生呼吸道异物。

（3）婴幼儿有些不良进食习惯，如喜欢口含异物玩耍或睡觉，看护人若未予及时纠正，稍不留意即可发生呼吸道异物。

（4）医源性异物多见于取鼻异物时，将异物推入鼻咽部，因误吸而入肺内，或在治疗口腔疾病时，因刀片、钻头、棉球脱落而误吸等。

二、处理方法

呼吸道异物的临床表现和处理方法与异物的大小和种类、在呼吸道中的位置以及病程有关。

（一）异物卡在咽部

咽部异物常发生于孩子进餐过程中。孩子口腔中包裹大量食物，咽不下也吐不出，偶尔有咳嗽或清嗓表现，孩子表情惊恐，情绪紧张，呼吸正常。此时应帮助孩子将口中食物慢慢取出，然后让孩子弯腰，连续拍击肩胛骨处，同时让孩子使劲咳嗽。若连续咳嗽后仍无缓解，可让孩子张大嘴，救助者观察咽部异物。如能看到异物，用酒精消毒后的镊子轻轻夹取异物即可。如看不到异物，应及时送医治疗。当发现咽部异物表面光滑时，应确保能够取出异物方可取出，否则应让孩子保持趴卧姿势，并迅速送医处理。当异物小而薄，贴附于咽部，不会诱发窒息危险，可以让孩子饮水或食用馒头等食物，促进异物滑入食道。如可疑异物有勾刺，应立刻送医处理，不可采用吞咽馒头、米醋等方法，以防异物划伤食管，造成更严重的损伤。

（二）异物卡在喉部

异物进入气管后，刺激喉及气管黏膜，出现刺激性咳嗽与反射性喉痉挛，表现为时间长短不等的干性呛咳，常为连续性剧烈咳嗽。患者可因剧咳或喉痉挛而憋气、面色青紫，甚至发生窒息。如果异物嵌顿声门，气道被完全梗阻，可很快失去意识。当气道被完全梗阻时，应立刻实施海姆立克急救法（见图 8-4，具体操作见第三章）。若气道未完全梗阻，出现连续刺激性咳嗽，其症状大多可逐渐缓解，变为气急状态，伴有声嘶，这种过程也可持续数分钟或数小时。对于这一状况，应让孩子低头弯腰，持续用力咳嗽，并尽快送医处理。切记不要试图通过拍背或用手指伸进口腔、咽喉抠取异物，不但无效，反而容易使异物进入更深的呼吸道。如果经过以上操作后，患儿变得没有反应，心跳、呼吸停止，则应立即停止操作，开始实施心肺复苏术（具体操作参见第六章）。

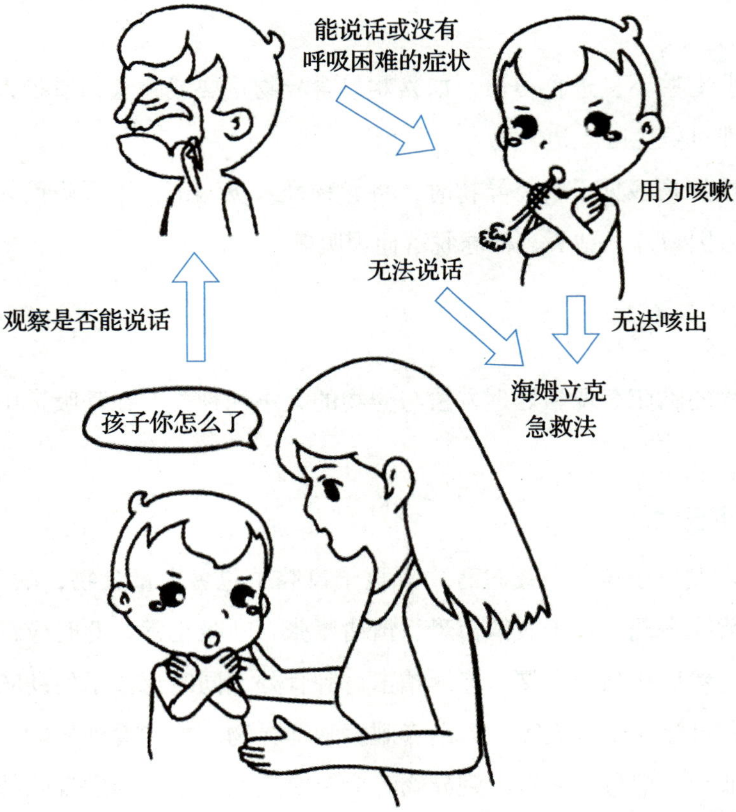

图 8-4　1 岁以上儿童呼吸道异物处理流程

（资料来源：上海教育电视台微信公众号．健康一点点：防范儿童异物入侵伤害，2020-08-04.）

（三）异物进入下呼吸道

异物停留在气管、支气管某个部位，多处于相对固定的状态。如果异物较小或形状不规则，则易下落于支气管，嵌顿于狭窄部位不再活动，呈现为安静状态。如异物形态扁平，嵌顿不活动，阻塞支气管不重，阻塞部位肺泡呼吸音减弱可能是唯一体征，但经过一阵咳嗽后呼吸音减弱部位还可出现变动，这是支气管异物的重要特点。由于异物对气道的局部刺激和继发性炎症，气管、支气管堵塞加重，可出现咳嗽加重、肺不张、肺气肿等表现，部分还会出现发热症状。随着炎症的发展，可出现肺部多种并发症，如肺炎、肺脓肿、脓胸等。此时病情的长短和轻重程度因异物大小、性质差异，以及患者的体质及治疗情况不同而异。

三、预防措施

（1）家长需要收好小异物（如纽扣、硬币、玻璃球、带小零件的玩具、别针、电池、笔盖、小珠子等），不要给 3 岁以下幼儿玩耍，都应放置在幼儿拿不到的地方，最好放在可以上锁的抽屉或柜子里。

（2）教育大一些的孩子改掉口含物品玩耍的习惯，也不要出于好奇把任何物品塞进鼻孔或耳道。

（3）避免使孩子处于容易窒息的危险状态，如吃饭时不要逗孩子发笑，不要在孩子哭闹时强行喂食或喂药，否则容易呛入气管，更不要让孩子边吃东西边奔跑打闹。

（4）3 岁以下幼儿要慎吃某些东西，如整块坚果和豆类、硬糖、桂圆、汤圆等，不要吸食果冻、糯米丸子等一些容易引起窒息或难以咀嚼吞咽的食物，给孩子吃鱼或肉时应仔细剔除鱼刺或碎骨。

（5）孩子吐奶或呕吐时，应把头偏向一侧，使呕吐物容易吐出，避免仰卧导致呕吐物呛入气管。

（6）给孩子吃水果要去核，特别是类似荔枝、龙眼等水果。把苹果切成薄片或整个直接啃咬都比切成块更安全。对于 1 岁半以内的婴幼儿，不要直接给他们一整颗葡萄、樱桃等，应切小一些。

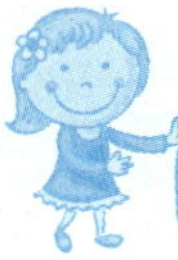

本章小结

本章主要介绍了婴幼儿常见异物伤害的类型和原因，外耳道异物、鼻腔异物和呼吸道异物的临床表现、处理方法和预防措施。通过本章的学习，同学们可以了解婴幼儿常见异物伤害的类型和原因，熟悉外耳道异物、鼻腔异物和呼吸道异物的临床表现，在遇到异物伤害时能及时、正确地采取科学的处理方法，并掌握异物伤害的预防措施。特别是当呼吸道异物造成呼吸困难时，能有效地施行海姆立克急救法，对于丧失意识者，能及时实施心肺复苏术以挽救生命。无论是在托育机构，还是在家庭日常生活中，异物伤害尤其是呼吸道异物伤害的案例时有发生，有些还造成了令人痛心的悲剧。托育机构工作人员和家长缺乏足够的异物伤害的防范意识和急救能力是重要的原因。故同学们应注意培养良好的安全责任意识，加强异物伤害急救方法的实操练习，提高应急处理能力。

同步练习

一、不定项选择题

1. 外耳道异物如果是（　　），不可采用倾斜头、单脚跳跃的方法将异物跳出。

A. 水　　B. 昆虫　　C. 小豆粒　　D. 小弹丸

2. 在鼻腔异物的处理中，若异物未取出，（　　）用镊子夹取圆形异物。

A. 第二天可以　　B. 可以　　C. 切不可擅自　　D. 第三天可以

3. 气管、支气管进入异物，多见于 5 岁以下的婴幼儿。若气管有异物时，常会表现出呛咳、（　　）、憋气、面色青紫等现象。

A. 不说话　　B. 吸气性困难　　C. 微笑　　D. 不吃东西

4. 托育机构工作人员应检查婴幼儿的衣兜，将小物件收起来，以防（　　）。

A. 婴幼儿不听课　　B. 婴幼儿玩小物件

C. 婴幼儿不吃饭　　D. 异物吸入呼吸道

5. 判断是否有呼吸道异物的最主要依据是（　　）。

A. 异物吸入史　　B. 呼吸困难　　C. 咳嗽　　D. 憋气

6. 外耳道异物较大时可引发下列哪些症状？（　　）

A. 听力下降　　B. 耳鸣　　C. 耳痛　　D. 反射性咳嗽

7. 为了预防婴幼儿气管呛入异物，应避免婴幼儿在（　　）吃东西。

A. 饥饿时　　B. 打闹时　　C. 哭闹时　　D. 说笑时

8. 3 岁以下婴幼儿不宜吃的东西有（　　）。

A. 汤圆　　B. 瓜子　　C. 花生米　　D. 果冻

二、判断题

1. 外耳道活的动物性异物可直接用镊子取出。（　　）

2. 若被鱼刺卡了，可采用喝醋、吞饭团等方法处理。（　　）

3. 为了预防婴幼儿气管呛入异物，应教育婴幼儿不捡食地上的东西，但可以躺在床上吃东西。（　　）

4. 发生呼吸道异物时若采用拍背、喝水等不当方法，可能会使异物更深或造成并发症，使病情恶化。（　　）

5. 若婴幼儿出现呼吸道异物，可以用催吐的方法帮孩子把异物吐出来。（　　）

三、简答题

1. 简述昆虫入耳的处理方法。

2. 简述鼻腔异物取出方法“母亲之吻”的操作步骤。

3. 简述托育机构婴幼儿异物伤害预防有关安全管理的内容。

四、思考题

托育机构工作人员应怎样预防婴幼儿异物伤害?

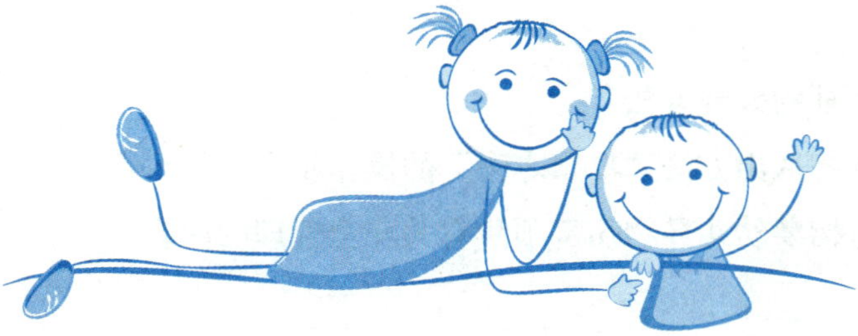

第九章　婴幼儿道路交通伤害预防与处理

学习目标

知识目标

1. 了解道路交通伤害的概念和中国儿童道路交通伤害流行状况。
2. 熟悉涉及儿童的道路交通事故的特征和原因。
3. 掌握婴幼儿道路交通伤害的危险因素和预防措施。

能力目标

1. 能够对婴幼儿道路交通伤害进行正确的现场急救处理。
2. 能够辨识婴幼儿道路交通伤害危险因素并加以整改。

素养目标

1. 深刻理解婴幼儿道路交通伤害预防与处理的现实意义。
2. 培养学生的文明交通习惯和守法意识。

案例导入

3 岁男童横过马路被撞飞，家长目睹惨剧发生

2020 年 7 月 20 日，河南省兰考县，上午 11 时许，在葡萄架乡某中学门口的斑马线附近，有两名男童从学校门口跑出准备到马路对面，其中一个身穿白色上衣的 3 岁男童跑了过去，另一个男童则被家长叫住，在路边停了下来。

随后，当白衣男童从对面返回时，被一辆快速驶来的轿车撞飞二三十米，

受重伤。当时，男童的家长就站在路边，虽然她提前发现了危险，但事发一瞬，她已来不及阻止悲剧发生。

警方提醒：儿童活泼好动，而且对危险的识别能力、判断能力很弱，家长们一定要加强对孩子的监管，不要让孩子脱离看护到危险路段玩耍；同时，日常要多给孩子讲解道路交通出行中可能面临的风险，提高孩子"知危险，会避险"的能力。机动车行经人行横道，一定要减速行驶；遇行人正在通过人行横道时，应当停车让行。

问题：此案例中的两名儿童为何结局不一样？受伤儿童的家长该如何做？

第一节　道路交通伤害概述

近年来，我国汽车保有量迅速提高，截至 2020 年 6 月，全国机动车保有量达 3.6 亿辆，其中汽车 2.7 亿辆；机动车驾驶人达 4.4 亿人，其中汽车驾驶人 4 亿人，我国无疑是全球交通大国。随着汽车保有量与驾驶人数量的增加，人、车、路之间的矛盾也日益激化，交通安全问题不可忽视，其中儿童交通伤害成为一个明显的社会问题。

一、道路交通伤害的概念

道路交通伤害（road traffic injuries，RTI）是指道路交通碰撞造成的致死性或非致死性损伤。道路交通碰撞是指发生在道路上、至少牵涉一辆行进中车辆的碰撞或事件，可能导致伤害，也可能不导致伤害。

二、中国儿童道路交通伤害流行状况

道路交通伤害是重大的全球性公共卫生问题，我国每年约有 1 万名儿童死于道路交通伤害。虽然近 10 年来，我国儿童道路交通伤害总体呈现下降趋势，但儿童道路安全问题依然严峻。中国死因监测系统 2017 年的数据显示，道路交通伤害是我国 1 ～ 14 岁儿童第二位死因，每 23 名交通事故死者中就有 1 名儿童。2012 至 2021 年的 10 年间，在 1 ～ 14 岁交通事故死亡儿童中，1 ～ 6 岁幼儿占比接近六成。儿童乘员死亡占儿童交通伤害死亡的比例较高，近 10 年平均占比达 43.9%。在儿童乘员死亡中，以乘坐机动车为主，占儿童交通伤害死亡总数的 30.7%，是乘非机动车的 2.3 倍。《全国伤害监测数据集（2019）》显示：在 2019 年全国伤害监测系统病例中，0 岁组报告道路交通伤害 169

例，占所有伤害病例（5 088 例）的 3.32%，排第七位；1～4 岁组报告道路交通伤害 5 262 例，占所有伤害病例（111 967 例）的 4.7%，排第七位；5～9 岁组报告道路交通伤害 6 908 例，占所有伤害病例（111 967 例）的 7.07%，排第四位。

另据全国妇幼卫生监测办公室发布的《2019 年全国妇幼健康监测主要结果分析报告》，我国不同年龄段儿童意外伤害类型构成中，交通意外占比为：0～11 月龄，城市 0.0%，农村 8.5%；1～4 岁，城市 28.8%，农村 19.8%。

三、涉及儿童的道路交通事故特征

《中国儿童道路交通伤害状况研究报告（2016）》对 2016 年全国公安机关交通管理部门接报的涉及儿童交通参与者的道路交通事故情况进行了统计分析，得出如下研究结果：

（1）无证驾驶、未避让行人和违法转弯是导致儿童道路交通事故的主要原因（见图 9-1）。

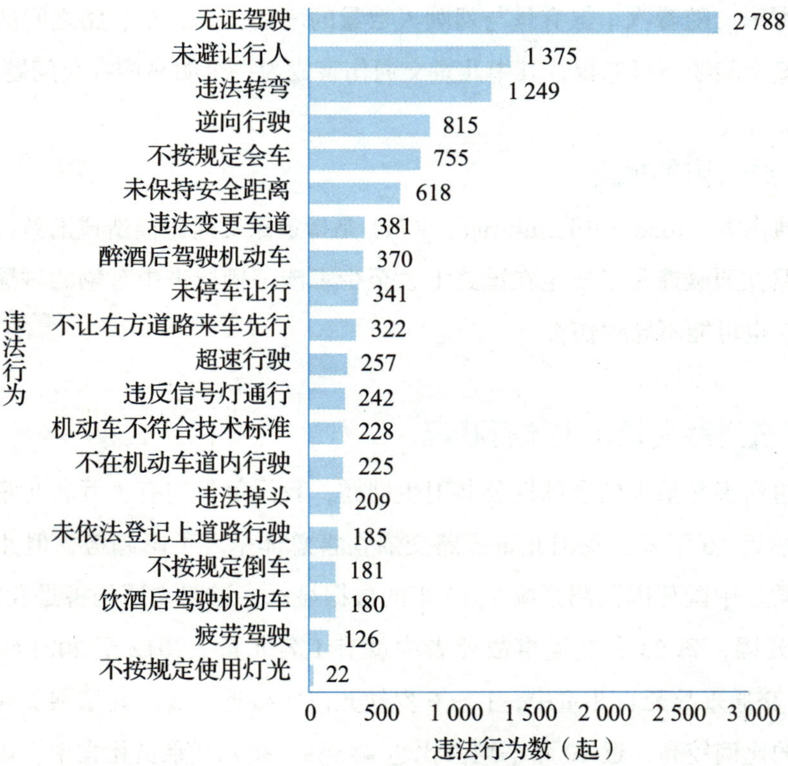

图 9-1　2016 年我国涉及儿童的道路交通事故主要机动车违法行为构成

（2）主要事故形态是碰撞运动车辆与剐撞行人（见图 9-2）。

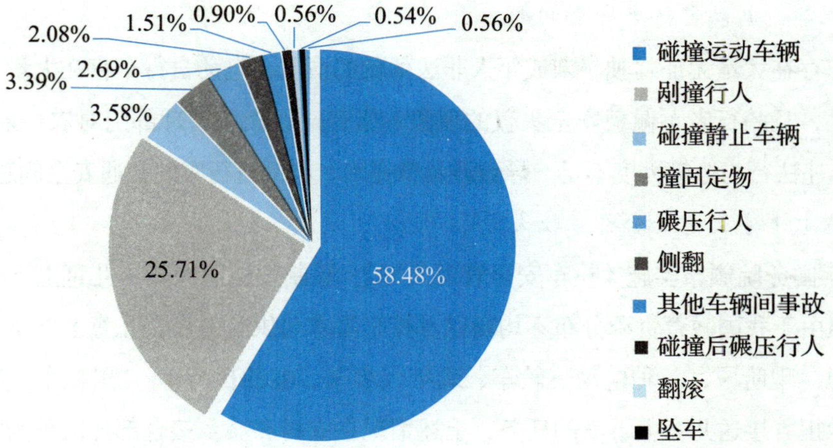

图 9-2　2016 年我国涉及儿童的道路交通事故形态构成

（3）事故高发时段为寒暑假、休息日以及上下学时间。

（4）事故高发道路类型是公路，配套安全设施缺乏（如无路侧防护措施、物理隔离等）的道路上更易发生交通事故，在道路转弯处事故发生的概率很高。

（5）从肇事车辆的使用性质看，最主要的是私用车。

（6）涉及事故起数较多的肇事人交通方式是驾驶小型客车、普通摩托车及电动自行车。

（7）机动车肇事人中驾龄为 2 ～ 5 年的占比最大。

四、儿童道路交通伤害原因分析

随着机动化的快速发展，我国道路交通安全形势越来越复杂。综合分析 2016 年涉及儿童的道路交通事故统计数据可发现：驾驶行为、交通方式、出行时间及道路安全设施与儿童道路交通伤害事故的关联性最高。

（一）车辆安全存在隐患

1. 车辆总体安全性能偏低

统计数据显示，在涉及儿童的道路交通事故车辆安全状况（正常状况除外）中，制动故障（制动失效与制动不良）占比最大，达到 66.07%。一方面，随着我国机动车保有量迅速增长，交通拥堵加剧，随意变道、跟车过近、争道强行等不文明驾驶习惯和超载、超速等违法行为多发，导致车辆在实际行驶过程中频繁刹车，车辆制动系统使用寿命下降；另一方面，部分车主疏于对车辆的维护保养、部分安全技术检验机构不能按标准和规定检验车辆，导致制动系统隐患难以被及时发现，一旦出现故障则非常容易引发交通事故。

2. 摩托车、电动自行车安全问题突出

摩托车存在大量无证驾驶、未成年人非法驾驶的情况，电动自行车存在大量超重、超速的违规产品，且骑行者不佩戴安全头盔的现象非常普遍。相关管理部门对农村地区摩托车、电动自行车违法行为监管力度不足，导致涉及摩托车、电动自行车的交通安全问题十分突出。

3. 儿童上下学交通安全存在较大隐患

2012 年国务院颁布实施《校车安全管理条例》，从制度层面保障了儿童上下学的交通安全问题。但由于我国教育资源分布不均衡以及校车需求与供给失衡，儿童上下学交通安全存在较大隐患。现阶段，各种电动三轮车、老年代步车、电动自行车、“黑校车”等车辆在一定程度上承担着接送儿童上下学的任务，上述情况在农村和城乡接合部地区更为突出，此类车辆安全状况差、驾驶人法律和安全意识欠缺、管理规范性不足，存在较大的安全隐患。

4. 儿童乘员用约束系统使用情况不理想

正确使用儿童乘员用约束系统已被证实能有效地保护儿童乘客安全。研究证明，在汽车碰撞时，正确使用了儿童乘员用约束系统可以使儿童死亡率降低 50%~75%。我国步入汽车社会的时间尚短，儿童乘车安全受关注度低，社会和家庭还未建立起儿童乘车的安全理念，相关知识了解也不多，家庭普遍缺乏儿童安全座椅使用意识，无论是在城市还是乡村，儿童坐在副驾驶位置、使用成年人安全带或未使用任何约束装置，以及乘车时儿童肢体伸出车外等情形随处可见。

（二）道路安全水平有待提升

道路是交通运输的基础设施，是影响道路交通安全的重要因素之一。近年来，我国道路建设力度逐步加大，随着公路里程持续增加，高等级公路增加幅度明显，道路结构和交通条件日益改善，为道路交通安全的改善打下了基础。但因历史原因，部分道路建设等级低，安全设施配置不齐全，如无隔离、无路侧防护设施、无交通信号灯控制等，再加上维护保养不足，导致道路安全也存在一定的隐患。

（三）交通文明和守法意识不足

研究数据显示，2016 年涉及儿童的道路交通事故原因中违法行为占比高达 91.66%，其中机动车违法又是最主要原因，占比为 82.36%。以上数据足以说明，我国驾驶人交通文明和守法意识不足是导致儿童道路交通事故的重要原因。一方面是守法意识淡薄，驾驶人无证驾驶、未避让行人、违法转弯、逆向行驶等 10 余项涉及儿童的道路交通事故违法行为，占违法行为总数的 30.24%，是导致儿童死亡、受伤的关键因素。另一方面是文明意识不足，驾驶人未避让行人导致的事故居涉及儿童交通事故原因的第二位，也是

碰撞运动车辆及剐撞行人事故形态的重要原因。

值得关注的是，近年来由非机动车交通违法导致的交通事故数和儿童伤亡人数的比例也在逐年递增。2016 年，涉及儿童的道路交通事故中由非机动车交通违法导致的事故占道路交通事故总数的比重已达 8.41%，较 2013 年增长了 36%。中国自行车协会统计的数据显示，近年来，我国电动自行车年销量超过 3 000 万辆，社会保有量接近 3 亿辆。电动自行车和共享单车的快速发展，增加了非机动车出行频率，加之针对非机动车驾驶人的宣传、教育、培训和执法均不足，导致非机动车驾驶人守法意识薄弱的问题愈加凸显，成为导致儿童伤亡交通事故逐渐增多的重要原因。

（四）儿童交通安全教育还需提升

目前的儿童道路交通安全教育主要存在以下问题。

1. 家庭交通安全教育不到位

家长的交通安全认知和日常交通行为对孩子的交通安全影响至关重要。家长在引导孩子使用儿童乘员用约束系统、佩戴安全头盔和禁止儿童无照驾驶摩托车等方面仍不够重视。一份对中国 2 657 个家庭的调查报告显示，错误的儿童乘车方式占比相当高，后排使用儿童安全座椅仅占 10.28%，大部分儿童在乘车时由家长环抱，或独坐前、后排座椅，甚至使用成人安全带。此外，家长在日常生活中不良的交通行为，也会对孩子造成潜移默化的影响，比如闯红灯、逆向行驶、酒后驾驶、超速行驶、驾驶时接打手机等均会对儿童交通安全意识的养成产生很多负面影响。大部分家长会要求孩子遵守交通规则，但自身却未能严格遵守，不能起到良好的表率作用。

2. 学校交通安全教育基础薄弱

近年，儿童交通安全宣传逐渐受到政府部门、社会机构和学校的重视。但整体来看，我国的儿童交通安全教育基础仍较为薄弱，缺乏完整、规范、内容权威的儿童交通安全强制性教育课程体系，缺乏成熟固化、分工明确的多部门联合推动的交通安全宣教机制，缺乏一套从上到下、从小到大、从理论到实践的规范性儿童交通安全教育体系，这些均是各类短期、局部的宣传教育活动所不能取代的。

（五）事故应急救援和救治能力仍需加强

我国已将道路交通事故应急救援作为重要内容纳入医疗急救服务体系建设，在医疗急救的规划布局、网络设置、设施配备、人员培训等工作中充分考虑道路交通事故应急救援的需求。但从总体上看，我国交通伤害应急救援和救治能力仍然落后于经济发展的现状。存在的问题包括：急救资源投入不足和配置不均、伤害后救援和急救管理反应速度慢、现场救治过程中伤检不规范、救治人员缺乏系统专业培训、在转运途中缺乏院前与院内急救人员之间的医疗信息交换、在救治医院内急诊科与各专业科室之间缺乏科学的联动机制等。另外，当前社会公众的基本急救知识和社会急救意识不足，交通事故后的自救和互救能力明显落后于发达国家，导致事故发生后到专业人员到达现场前的时间段内救治措施空白，错失很多救治的机会。

（六）儿童交通安全相关法律法规还需完善

目前，我国已建立了以《中华人民共和国道路交通安全法》及其实施条例、《校车安全管理条例》等为主体，地方性法规和部门规章为支撑，技术标准与工作规范为配套的道路交通安全法律法规体系。总体而言，以下方面仍需进一步规范和完善：

（1）在儿童交通安全权益保障方面，国家层面的法规主要涉及学校周边的交通设施环境、儿童道路交通安全教育、儿童出行时监护人责任及儿童使用和乘坐摩托车、自行车、电动自行车的要求等原则性内容，但缺乏针对侵害或忽视儿童交通安全权益行为的惩戒追责、监护人或看护人失责的法律后果等方面的操作性规定，导致在实际执法管理过程中，不能有效查处儿童交通安全侵害行为、提高监护人交通安全意识。

（2）在校车管理方面，《校车安全条例》对校车的管理做出了较全面详细的规定，地方性法规对国家规定做了针对性补充并进一步细化，但针对性不强，特别针对儿童交通参与者安全保障提升的条款较少，或可操作性较差。此外，我国在校车的通行规则及其他车辆的让行规定、带领儿童通行道路的规定、安全头盔的使用要求等方面，也存在不完善或可操作性不强的问题。

（3）在儿童乘员用约束系统的使用方面，我国新修订的《未成年人保护法》自2021年6月1日起施行，第十八条明确规定未成年人的父母或者其他监护人应当“采取配备儿童安全座椅、教育未成年人遵守交通规则等措施，防止未成年人受到交通事故的伤害”。这是儿童安全座椅的使用首次纳入全国性立法，由此揭开了儿童乘车安全法治时代的新篇章。然而，虽然家长已逐渐了解儿童乘员用约束系统的安全价值，但由于多数存在侥幸心理，导致该系统“叫好不叫座”、使用率低。

第二节　道路交通伤害危险因素

大部分成人面临的道路交通伤害危险因素对婴幼儿都基本适用，比如超速、酒后驾驶、不使用安全装置以及与车辆本身和道路环境有关的因素。但有一些危险因素则是婴幼儿特有的。目前，道路的规划设计主要是根据成人而不是婴幼儿的需要制定的，所以当婴幼儿与道路环境接触时，他们的处境就更加危险。与婴幼儿道路交通伤害相关的危险因素包括以下几个方面。

一、婴幼儿自身相关因素

（一）体格发育程度

婴幼儿的身体处于发育阶段，相对较柔软，与成人相比，伤害发生时更易受到伤害。另外，婴幼儿身材矮小，不容易看到车辆，或者不容易被停着的汽车或大型卡车等车辆驾驶员看到，这已经是幼儿步行者伤害的一个公认的危险因素。婴幼儿的感知能力也未发育成熟，他们对听觉和视觉信息的综合处理能力有限，通常很难准确判断声音的来源，这导致他们可能错过关键的危险提示，从而增加道路交通伤害的危险。

（二）认知发育程度

认知水平会影响婴幼儿在道路环境中做出安全决定的能力，而认知水平又与年龄密切相关。5～7 岁的儿童只能看见近处的、可以看到的车辆，而不能准确估计可能发生的交通事故。比如道路上的盲区、道路上阻碍司机视野的障碍物以及复杂的道路连接处等危险地段，儿童难以做出判断。低龄儿童还没有萌生自我危险意识，也不能感知到危险情况，另外，孩子很容易分心，只会本能地把思想集中在自己感兴趣的事物上，不理会危险。这些都使他们成为最易受到道路交通伤害的人群。儿童的认知程度在 11 岁以后进一步成熟，能够辨认一条路上危险的位置，而且能够做出判断。

（三）冒险行为

低龄婴幼儿可能无意中尝试冒险行为，而较大的幼儿则可能主动去寻求冒险。纵观所有年龄段，尤其是年轻人，男性的冒险行为比女性更普遍。适当的冒险行为属于正常的生理特性，且对儿童的生长发育来说是必需的。但儿童的冒险行为易使他们受到道路交通伤害。所以成人有责任了解儿童在道路环境中的这种脆弱性，以及他们发育的局限性，通过提供适当的行为干预措施保证儿童的安全。

（四）性别

有证据表明，性别与道路安全行为、道路交通伤害有很强的相关性。大多数研究显示出明显的男性偏好，而且适用于世界不同地区，也适用于致死性和非致死性伤害。这可能是因为男性的暴露程度和冒险行为均较女性有所增加。

（五）道路使用者类型

1. 步行者

全国妇幼卫生监测办公室发布的《2019 年全国妇幼健康监测主要结果分析报告》显示，儿童发生车祸时大部分是步行者（见图 9-3）。身体和认知发育的限制增加了儿童步行者在道路交通碰撞中的危险，尤其是低龄儿童做出安全决定的能力受限。在一些中低收入国家，儿童在道路上玩耍，或者跟随父母做街边生意，这都显著增加了他们的暴露。我国步行儿童车祸发生地点主要是街道或公路（见图 9-4）。

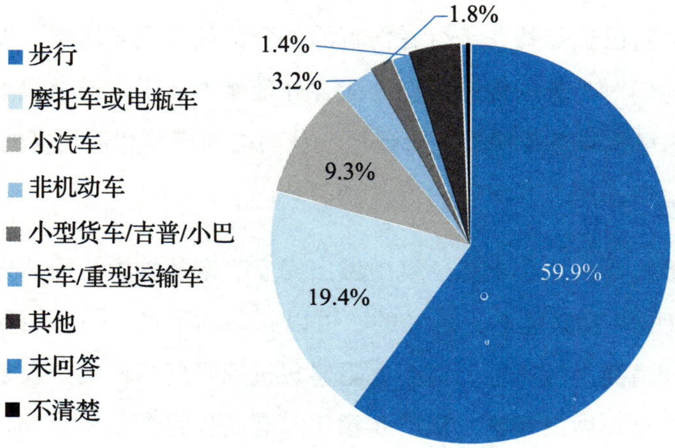

图 9-3　车祸发生时儿童使用的交通工具

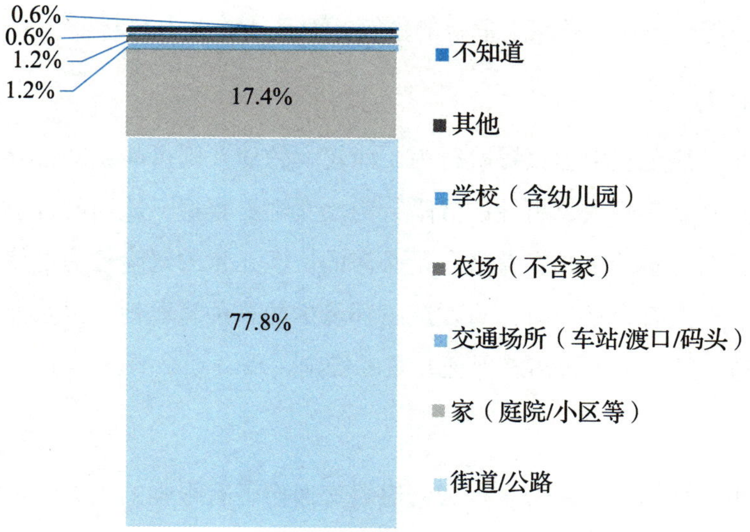

图 9-4　步行儿童车祸发生地点

2. 乘车者

对于机动车内的婴幼儿乘客来说，主要的危险因素是缺乏或者没有使用合适的固定保护装置（安全座椅和安全带）。成人应根据儿童的年龄、重量和高度让他们使用合适的安全座椅或安全带。我国儿童安全座椅使用率很低，而且随着儿童年龄的增加，使用率逐渐降低。

3. 乘摩托车者

乘摩托车者最主要的危险因素也是暴露。在某些地区，儿童很小就乘坐摩托车，且头盔佩戴率很低，部分原因是缺乏合适尺寸的头盔或者头盔价格昂贵。头盔佩戴率低是导致头部损伤的一个显著危险因素，研究表明佩戴头盔高度依赖相关法律的强制执行，可目前缺乏对所有年龄的广泛的法律规定，加之执法缺位，导致头盔佩戴率较低。

（六）缺乏监管

缺乏成人监管也是造成儿童道路交通伤害的一个危险因素（见图 9-5）。父母或其他监护人可以决定是否让孩子系上安全带、是否让孩子在道路上玩耍以及玩多长时间等。如果有成人的监管，儿童发生道路交通伤害的比例会显著下降。

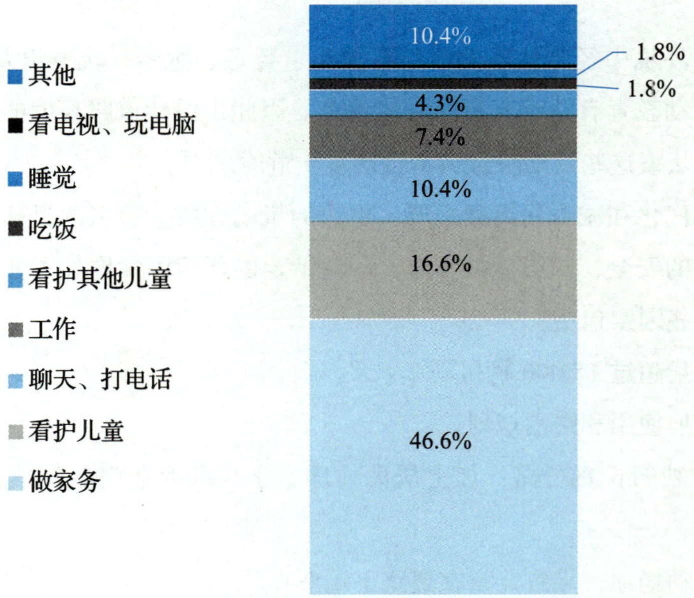

图 9-5　步行儿童发生车祸时主要看护人在做什么

（资料来源：全国妇幼卫生监测办公室．2019 年全国妇幼健康监测主要结果分析报告．）

（七）贫困

在道路交通伤害中，家庭的社会经济状况影响着婴幼儿的伤亡情况，家庭越贫穷的婴幼儿，危险越大。这种相关性无论在国家之间还是某一国家内不同地区间都成立。

二、车辆相关因素

（一）车辆设计缺陷

车辆设计缺陷是造成儿童道路交通伤害的一个重要危险因素。通过合理的车辆设计能够降低儿童步行者伤害的严重性，例如，设计柔软的汽车吸能前端来防止步行者头部与车辆前端接触，安装汽车侧面防钻入装置、倒车传感器，来减少低龄儿童被撞倒的危险。与自行车有关的道路交通伤害，经常发生的是坐在后座上的儿童脚被车后轮绞住，自行车人体工效学的改变能提高自行车的安全性。

（二）车辆维护状况

目前没有证据表明定期车检会减少道路交通事故的发生率，但是对商业运输车辆进行车检十分必要，事实证明大型商业运输卡车刹车缺陷是一个重要的危险因素。

三、环境因素

儿童在道路环境中经常从事的活动有骑车、行走、跑步、玩耍以及其他集体活动，尽早开展此类活动教育有益于儿童的身体发育。因此，保持道路环境的安全很重要，这样才能使儿童在从事这些活动时避免将自己置于危险之中。

当今世界现代化和城市化迅猛发展，更快的机动性成为追求的目标，而安全的机动性，尤其是儿童的安全，却很少被考虑。一些特定的环境因素增加了儿童使用道路交通系统的危险，这些因素包括：

（1）交通容量超过 15 000 辆机动车 / 天；

（2）缺乏土地使用和路网规划；

（3）高速行驶的长直公路，加上居民住房、学校和商业门店构成的混合道路使用状态；

（4）缺乏活动场地，导致儿童在道路上玩耍；

（5）缺乏将道路使用者分开的设施，例如专用的自行车道和人行道；

（6）缺乏安全有效的公共交通系统；

（7）车速不当，尤其是在儿童玩耍或步行上下学的居民区。

四、医疗与救护

道路交通伤害导致的死亡一般发生在三个阶段：第一，因伤害过于严重而立即死亡或伤害发生后很快死亡；第二，在事故发生几小时后死亡；第三，在事故发生几天或几周后死亡，死因多为感染、多系统衰竭或其他外伤并发症。据此可将医疗救护因素分为以下三方面。

（一）院前因素

对于机动化程度很高的城市，因交通流量大和手机普及，一旦发生道路交通事故，人们通常能很快通知医疗机构，伤者可由医院救护车救离现场。而在经济水平较低的城市，伤者常常是由旁观者、亲属、商业运营车辆或警车救离现场并送往医院的。去往医院急救途中的不安全运输方式是重要的院前危险因素。如果救护车行驶速度过快以及救护车内缺乏有效的防护固定设施，伤者乘坐救护车同样有危险。

（二）医院救护因素

外伤救护应该由训练有素的医护人员提供，而在经济不发达的地区，发生道路交通事故后伤者的医疗救治常常是由缺乏专业训练的医护人员提供的。此外，还有一个重要的危险因素是救治延迟。

（三）康复治疗因素

良好的康复服务是儿童从道路交通伤害中得以恢复的重要条件。但因缺乏康复治疗人员、必要的基础设施和康复治疗的指导方针，目前康复服务非常有限。

第三节　道路交通伤害的处理

交通事故后对受伤人员的现场急救，对于挽救伤者的生命、提高伤者的生存质量、减轻伤者的家庭负担及社会负担、缓解社会矛盾，具有重要的意义。事故后救治的宗旨是避免可预防的伤害和死亡，降低伤害的严重程度和伤害带来的痛苦，确保幸存者能最大限度地康复。救治方式决定了伤者的生存机会和今后的生活质量。实际上几乎不存在对道路交通事故伤者进行救治的“黄金时间”，在相当长一段时间内都有机会进行救治。

根据《中华人民共和国道路交通安全法》第七十条的规定，发生道路交通事故后，事故当事人的事故现场义务有：停车义务、现场保护义务、伤员抢救义务和报警义务；乘车人、过往车辆驾驶人、过往行人应当予以协助。

成功的交通事故现场急救主要包括正确的伤情判断和在此基础上及时正确的抢救措施。一旦发生道路交通事故，司机应立即停车，并拨打求救电话“120”“110”“122”。除非现场情况会威胁儿童生命，否则切勿立即移动伤者；同时要关闭失事车辆引擎，拉紧手刹或用石头固定车轮，防止其他车辆卷入交通事故。

一、正确判断伤情

正确判断伤情是现场急救的首要任务。如果现场有多位或成批伤员需要救治，施救人员不应急于去救治某一个危重伤员，应首先迅速评估所有的伤员，以期能发现更多的生命受到威胁的伤员。

查看儿童伤情时，先要确认有无意识、呼吸、脉搏、出血。遵循先救命后治伤的原则，对呼吸心跳停止者立即实施心肺复苏术，头、颈、胸、背部等可能受到强烈冲击的时候，不可强行实施心肺复苏术，以防止情况恶化。意识清醒者应进行对症处理。

（一）判断伤者有无颅脑损伤

对伤者首先应大声呼唤或轻推，判断其是否清醒，有无昏迷。此时需要注意的是，在轻推伤者时，严禁用力摇动伤者，防止造成二次损伤。对于清醒的伤者，应询问其头部有无碰撞，有无头痛、头晕、短暂意识丧失等症状，并注意检查伤者有无头部的表浅损伤，如头皮血肿、头皮裂伤等。如果伤者出现上述情况，即使当时没有其他不适，也需将其送往医院进行检查。

（二）判断伤者有无脊柱损伤

对脊柱骨折者进行不正确的搬运，很可能导致其脊髓受损，造成截瘫，给伤者及其家庭带来极大的痛苦。因此，对于每个伤员，在搬动之前，必须确定其是否有脊柱损伤。如果伤者出现颈后、背部或腰部疼痛，棘突压痛，均表明可能有脊柱损伤。对于昏迷的伤者，在现场急救和搬运中，应按照有脊柱损伤处理。

（三）判断伤者有无骨折

受伤部位疼痛、压痛、肿胀，均可怀疑有骨折，如果出现轴向叩击痛（如叩击伤者足底导致其大腿疼痛）则高度怀疑疼痛部位有骨折存在，如果出现局部畸形和异常活动，则基本可以确定骨折的存在。

（四）判断伤者有无胸、腹部脏器损伤

如果伤者出现胸部疼痛、压痛、呼吸困难等，表明有胸部损伤存在。如果伤者出现

皮下握雪感，表明伤者有皮下气肿。如伤者出现腹痛、腹部压痛，肝、脾、肾区叩击痛，则应怀疑伤者有相应的脏器损伤。

在伤情判断过程中，采用的方法要简单、有效，检查手法要准确、轻柔，防止增加伤者的痛苦并造成二次损伤。发现疑有颅脑损伤或胸、腹部脏器损伤的伤者，应尽快通知警方和急救中心，说明情况。

（五）大规模人员伤亡事件伤员现场急救分类

世界卫生组织将大规模人员伤亡事件定义为灾难和重大事件，特征是伤员批量发生、伤情严重程度高和伤类复杂多样。这类事件包括道路交通伤害、拥挤踩踏等。当灾难发生时，为了让有限的救助资源为尽可能多的人提供最大的益处，就需要对伤员进行分类。

我国现在统一采用红、黄、绿、黑四种颜色标签，分别表示不同伤病情及获救轻重缓急的先后顺序。

（1）红色：危重伤，表示伤病情十分严重，随时可致生命危险，急需进行抢救。如呼吸、心脏骤停，气道阻塞，中毒、窒息等。

（2）黄色：重伤，伤病情严重，应尽早得到抢救。如各种创伤，复杂、多处骨折等。

（3）绿色：轻伤，伤员神志清醒，身体受伤但不严重，诱发疾病已有所缓解等。可稍后处理，等待传送。

（4）黑色：濒死伤，确认已经死亡或无法救活，不作抢救。

二、正确进行现场急救（五项急救技术）

（一）通气

通气是指保证伤员有通畅的气道。可采取以下措施：

（1）解开衣领，迅速清除伤员口、鼻、咽喉的异物、凝血块、痰液、呕吐物等。

（2）对下颌骨骨折而无颈椎损伤的伤员，可将其颈项部托起，头后仰，使气道开放。

（3）对于有颅脑损伤而深昏迷及舌后坠的伤员，可将舌拉出并固定。

（二）止血

止血的主要目的是阻止伤口的持续性出血，防止伤者出现失血导致的休克和死亡，为伤者赢得宝贵的抢救时间，从而挽救伤者的生命。在现场急救止血过程中，一般首先判断伤者出血的原因：毛细血管破裂导致的出血多呈血珠状，可以自动凝结，在现场无须特殊处理，或给予局部压迫即可达到止血的目的。静脉破裂的出血多为涌出，血色暗红，大静脉破裂导致的出血速度较快。动脉破裂导致的出血多为喷射状或快速涌出，血色鲜红。

1. 局部压迫止血

这是最简单有效的方法，对于绝大多数伤口的出血均可达到良好的止血效果。可以使用清洁的毛巾、衣物、围巾等覆盖伤口，包扎或用力压迫。在对肢体伤口的加压包扎过程中，加压力量达到止血目的即可，不宜用力过大，防止影响肢体的血液循环。

2. 加垫屈肢止血法

如果上肢或小腿出血，在没有骨折和关节损伤时，可采用屈肢加垫止血。如上臂出血，可用一定硬度、大小适宜的垫子放在腋窝，上臂紧贴胸侧，用三角巾、绷带或腰带固定胸部；如前臂或小腿出血，可在肘窝或腘窝加垫屈肢固定。

3. 动脉压迫止血

对于局部压迫仍然无法达到止血目的的伤者，可以采用动脉压迫止血的方法。简单地说就是通过压迫出血部位近端的大动脉，阻断出血部位的血液供应以达到止血目的。比如压迫腋动脉可以达到该侧上肢止血的目的，压迫肱动脉可以阻止前臂伤口的出血，压迫桡动脉及尺动脉可以阻止手部的出血，压迫指动脉阻止手指出血，压迫股动脉可以阻断同侧下肢的出血。

4. 止血带止血

如果采用局部压迫止血无法达到目的，而压迫动脉不便于伤员的转运时，可以使用专用止血带进行止血。如果在交通事故现场没有止血带，可以使用绷带、绳索、领带、毛巾、围巾、衣物等替代。对于使用止血带的伤者，必须在显著部位注明使用止血带的时间。如无条件，需向参与转运者说明止血带使用的时间。

（三）包扎

包扎的主要目的是：压迫止血；保护伤口，减轻疼痛；固定。现场包扎使用的材料主要有绷带、三角巾、十字绷带等。如果没有这些急救用品，可以使用清洁的毛巾、围巾、衣物等作为替代品。包扎时的力量以达到止血目的为准。在包扎过程中，如果发现伤口有骨折端外露，请勿将骨折断端还纳，否则可能导致深层感染。如发生腹壁开放性创伤导致肠管外露，可以使用清洁的碗盆扣住外露肠管，达到保护的目的，严禁在现场将流出的肠管还纳。

(四)固定

固定的主要目的是防止骨折端移位导致的二次损伤，同时缓解疼痛。在现场急救中，可以用木板、竹竿、树枝来固定。固定范围必须包括骨折邻近的关节，如前臂骨折，固定范围应包括肘关节和腕关节。如果事故现场没有这些材料，可以利用伤者自身进行固定：上肢骨折者可将伤肢与躯干固定；下肢骨折者可将伤肢与健侧肢体固定。

(五)转运

转运是现场急救的最后一个环节。正确及时的转运可能挽救伤者的生命，不正确的转运可能导致在此之前的现场急救措施前功尽弃。

在昏迷伤者的转运过程中，最为重要的是保持伤者的呼吸道通畅。方法是使伤者侧卧，随时注意观察伤者。如果伤者出现呕吐，应及时清除其口腔内的呕吐物，防止误吸。

对于有脊柱损伤的伤者，搬动必须平稳，防止出现脊柱的弯曲。一般使用三人搬运法，严禁背、抱或二人抬。运送脊柱骨折伤者，应使用硬质担架。有颈椎损伤者，搬运过程中必须固定头部，如在颈部及头部两侧放置沙袋等物品，防止头颈部的旋转。注意，对怀疑有脊柱骨折或不能排除脊柱骨折者，必须按照有脊柱骨折对待。

知识链接

如何将“挽救生命”措施适用于儿童

“挽救生命”一揽子技术措施中的干预措施适用于所有年龄组，但考虑到儿童在交通事故中的脆弱性，因此需要特别关注儿童。在全世界，每天都有五百多名 18 岁以下儿童死于道路交通事故，还有数以千计的儿童受伤。道路交通伤害是 11 ～ 20 岁人群的主要死因之一，而绝大多数（95%）儿童道路交通死亡发生在低收入和中等收入国家。

由于身体、认知和社会发育等原因，儿童在道路交通中比成年人面临的风险更大：身体上，儿童比成人更容易发生头部重伤；他们在解读形象和声音方面面临困难，这会影响他们对移动车辆的距离、速度和方向的判断；随着儿童年龄的增长，进入青春期后，他们更容易冒险。提供从家到学校的安全交通直接有助于实现儿童可持续发展目标中与道路安全有关的具体目标，也会促进其他重要可持续发展目标的实现，包括获得教育机会和消除贫困。这也使保护儿童的道路交通安全成为与《联合国儿童权利公约》相一致的要求。

关注儿童的干预措施应成为“挽救生命”一揽子技术措施六个要素的重要特征。这六个要素如下。

速度管理

实践证明，在学校周边设置低速区（不超过 30km/h）能够有效地保护儿童和减少道路交通伤害。这方面措施还包括：在包括学校周边在内的儿童行人多的邻近地点采用道路设计解决方案（狭窄路段、车辆减速措施、路面减速装置、交叉路口设置信号灯等）；在儿童行人和车流多的地点实行限速的同时安装自动测速摄像头等。

道路安全领导作用

已经减少了道路交通事故受伤儿童数量的国家也都已经开始改进其数据收集工作，以便制定有效的政策和采取有针对性的干预措施。这方面的重要活动包括按年龄分解数据和收集有助于确定高风险区域（儿童面临高速车流且安全基础设施缺乏的地点）的数据。在机构和利益攸关方之间以及各不同部门（例如教育、卫生、地方政府、交通和公安）之间开展协作和建立联盟对于保护儿童道路交通安全也至关重要。一个有效方法是让学校和学生参与到道路安全政策制定中来。

监督对于保护儿童道路交通安全具有特别重要的意义，特别是在较贫困社区及复杂危险道路环境下。父母、教师和照护者可以在教育和监督计划中发挥重要作用，这些计划在与其他重要干预措施（例如与限速和安全基础设施有关的措施）互补实施时最为有效。如果家长上班没办法监督孩子，本地社区、学校和公安部门之间建立伙伴关系共同进行学童过街巡逻和管理上下学路队的做法很有效。

基础设施设计和改进

提供安全的基础设施（人行道、安全的人行横道、车辆减速措施、路面减速装置等）应成为保护儿童上下学道路交通安全工作的重点。应对学校和人口密集邻里社区的建成环境进行设计或改造，其中要将行人和骑行者作为政策关注的重点。将用于减缓车流速度的基础设施与限速执法相结合，可以在学校周边有效地建立起低速区。

车辆安全标准

要为儿童乘客提升车辆安全性，各国应对新车适用联合国最低安全法规，其中包括 ISOFIX 儿童约束装置接口等措施。新车评估规划可以提升消费者安全意识，要求针对所有驾乘人员（包括儿童）建立更高安全标准。

交通法执法

许多国家保护儿童道路交通安全的立法应予完善和加强执行：许多国家要求使用儿童约束装置的法律需要完善；在摩托车是主要家庭交通工具的地方，需要有针对儿童和成年骑乘者佩戴头盔的立法；很多国家缺乏并需要确保校车安装安全带和确保校车安全的法律法规。限速和酒驾立法也至关重要。关注保护儿童需求的沟通和校内宣传策略往往可以有效地促进公众对道路安全执法的支持。

碰撞后生存

需要有适应儿童需求的创伤响应，其中包括：对教师和校车驾驶员安全地立即稳定儿童伤势进行培训；急救车配置儿童规格的医疗设备和物资；改善为儿童提供的儿科康复服务。

（资料来源：世界卫生组织．"挽救生命"：促进道路安全的一揽子技术措施．）

第四节　道路交通伤害的预防

儿童是国家的未来、民族的希望。党和国家始终高度重视儿童事业发展，先后制定实施了三个周期的中国儿童发展纲要，为儿童生存、发展、受保护和参与权利的实现提供了重要保障。《中国儿童发展纲要（2021—2030年）》在"儿童与安全"方面提出的主要目标之一是：推广使用儿童安全座椅、安全头盔，儿童出行安全得到有效保障。与预防和控制儿童道路交通伤害相对应的策略措施是：完善交通安全立法。提高儿童看护人看护能力，培养儿童良好的交通行为习惯。推广使用儿童安全座椅、安全头盔和儿童步行及骑乘非机动车反光标识。完善儿童道路安全防护用品标准，加强生产和销售监管。道路规划建设充分考虑儿童年龄特点，完善校园周边安全设施，严查严处交通违法行为。落实校车安全管理条例。

一、托育机构怎样预防婴幼儿道路交通伤害

根据《托育机构婴幼儿伤害预防指南（试行）》，婴幼儿道路交通伤害预防包括以下几个方面。

（一）安全管理

制定和落实预防婴幼儿道路交通伤害的管理细则，主要内容包括：托育机构车辆安全要求和管理制度，携带婴幼儿出行安全管理制度；托育机构内车辆行驶、停放安全管理制度，运输婴幼儿出行车辆驾驶员的资质要求，儿童安全座椅安全使用要求；工作人员预防婴幼儿道路交通伤害的安全教育和技能培训。

(二) 改善环境

(1) 托育机构内将婴幼儿活动区域与车辆行驶和停靠区域隔离。

(2) 托育机构出入口设立专门安全区域。

(3) 托育机构出入口与道路间设置隔离设施。

(三) 加强照护

(1) 携带婴幼儿出行时，应严格遵守道路交通法规。

(2) 携带婴幼儿出行时，密切看管并限制婴幼儿随意活动。

(3) 携带婴幼儿出行时，给婴幼儿穿戴有反光标识的衣物。

(4) 婴幼儿乘坐童车出行时，规范使用童车安全带。

二、家长及监护人怎样预防婴幼儿道路交通伤害

(1) 带孩子过马路时，应严格遵守道路交通法规，一定要走人行横道、过街天桥、地下通道等行人过街设施；不要让孩子独自过马路。

(2) 包括家长、驾驶人在内，都要对车辆盲区位置了然于胸，并将其教给孩子，增强孩子识别危险、远离危险的能力。驾驶人上车前，切记要绕车一周检查。

(3) 加强对孩子的监管看护，不要让孩子独自在车辆较多的停车场、小区出入口等区域玩耍。

(4) 带孩子外出时要时刻注意孩子动向，不要让孩子远离自己。尤其要注意：带孩子走路时，牵着孩子的手腕，以防孩子突然挣脱。

(5) 婴幼儿乘车时，要使用儿童安全座椅；乘坐摩托车或电动自行车要佩戴安全头盔。行车途中应避免儿童将身体伸出车窗或者天窗外，家长应检查汽车儿童安全锁是否锁上。行车途中尽量不给儿童吃东西，以防噎住或呛咳导致窒息。

(6) 婴幼儿上下车时，监护者应检查其衣服上的绳带与鞋带和围巾是否都已经系好，没有多余部分拖拉在外，以防上下车时，衣物上的绳带和围巾被勾住，从而导致伤害。

(7) 完全停好车后，要在人行道一侧开门，拉着儿童一起下车，不要让儿童自己先下车。

知识链接

儿童安全座椅

什么是儿童安全座椅？

儿童安全座椅是专为不同体重（或年龄段）的少年儿童设计的，能有效确保儿童乘

车安全，减轻或避免儿童遭遇意外伤害的座椅。儿童安全座椅对预防致死性伤害非常有效，是儿童乘客最重要的保护措施。与使用普通安全带的儿童相比，如果在碰撞事故中正确安装和使用儿童安全座椅，能够降低婴儿死亡率约 70%；降低 1 ～ 4 岁低龄儿童死亡率 54%；降低 4 ～ 7 岁儿童严重伤害率 59%。儿童安全座椅必须适合相应年龄儿童的身材大小，并且正确安装，否则反而会增加致命性和非致死性伤害的危险。

目前有很多家长已经充分认识到儿童乘车安全问题，并给孩子安装了安全座椅，但仍有部分家长抱有侥幸心理，在使用儿童安全座椅方面存在误区。

误区一：爸爸妈妈的怀抱很安全

研究表明，当我们的车以 50km/h 的速度发生碰撞时，一名重量为 12kg 的儿童在惯性下前冲的力道相当于数百千克的重物，对绝大部分成人来说，这个力道都超出了自己的保护能力，孩子将被甩出家长怀抱，像子弹一样飞出，从而造成严重伤害。

误区二：把孩子放在副驾驶位

我们都知道，遭遇交通意外时，座椅前方的安全气囊会对前排成员起到保护作用。但是研究显示，安全气囊瞬间爆开的速度、冲力都非常大，可达到 300km/h。即便是成人，在这个速度和冲力下也会受到严重伤害，更不必说身体发育不完善、皮肤娇嫩、骨骼不够坚实的儿童。

误区三：距离很近，一会儿就到目的地

有调查结果显示，三分之二的道路交通事故发生在离家 15km 的路上，所以，短距离出行也要使用安全座椅，做到有备无患、万无一失。

误区四：孩子长高了，可以使用安全带

事实上，安全带是基于成年人的身高和体重设计的，对身高达到 1.45m 以上的人，安全带才能以恰当的松紧度跨过肩部、胯部，从而起到保护作用。

本章小结

本章主要介绍了道路交通伤害的概念，中国儿童道路交通伤害流行状况，涉及儿童的道路交通事故的特征和原因，婴幼儿道路交通伤害的危险因素、处理方法和预防措施。通过本章的学习，同学们可以了解道路交通伤害的概念和中国儿童道路交通伤害流行状况，熟悉涉及儿童的道路交通事故的特征和原因，掌握婴幼儿道路交通伤害的危险因素、处理方法和预防措施，能够及时辨识婴幼儿道路交通伤害危险因素并加以整改，尽可能地减少甚至避免婴幼儿道路交通伤害。同时，同学们要具备一定的道路交通伤害现场应急处理能力，并养成良好的交通文明和守法意识，为婴幼儿树立良好的榜样。

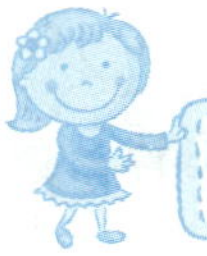

同步练习

一、不定项选择题

1. 预防儿童意外道路交通伤害应避免（　　）。

A. 在车里堆满玩具　　B. 让孩子把头探出天窗

C. 让孩子单独留在车内　　D. 让孩子自行上下车

2.《全国伤害监测数据集（2019）》显示：道路交通伤害占 4 岁以下婴幼儿所有伤害病例的比例位居（　　）。

A. 第一位　　B. 第三位　　C. 第五位　　D. 第七位

3.《中国儿童道路交通伤害状况研究报告（2016）》显示：涉及儿童交通参与者的道路交通事故的最主要事故形态是（　　）。

A. 碰撞运动车辆　　B. 剐撞行人

C. 碰撞静止车辆　　D. 撞固定物

4. 儿童发生车祸时大部分是（　　）。

A. 乘小汽车者　　B. 乘摩托车者　　C. 乘自行车者　　D. 步行者

5. 包扎的主要目的是（　　）。

A. 压迫止血　　B. 保护伤口　　C. 固定　　D. 以上都是

6. 导致儿童道路交通事故的主要原因是（　　）。

A. 无证驾驶　　B. 未避让行人

C. 违法转弯　　D. 超速驾驶

7. 发生道路交通事故后，事故当事人的事故现场义务有（　　）。

A. 停车义务　　B. 现场保护义务

C. 伤员抢救义务　　D. 报警义务

8. 托育机构预防婴幼儿道路交通伤害管理细则的主要内容包括（　　）。

A. 车辆安全要求和管理制度　　B. 携带婴幼儿出行安全管理制度

C. 车辆驾驶员的资质要求　　D. 儿童安全座椅安全使用要求

9. 发生交通事故查看儿童伤情时，先要确认有无（　　）。

A. 意识　B. 呼吸　C. 脉搏　D. 出血

10. 与儿童道路交通伤害事故的关联性最高的是（　　）。

A. 驾驶行为　B. 道路安全设施　C. 出行次数　D. 交通方式

二、判断题

1. 道路交通伤害是我国 1 ～ 14 岁儿童第一位死因。（　　）
2. 正确判断伤情是道路交通事故现场急救的首要任务。（　　）
3. 对于有脊柱损伤的伤者，搬动必须平稳，严禁背、抱或二人抬。（　　）
4. 对道路交通事故的伤者首先应大声呼唤或重推，以判断其是否清醒、有无昏迷。（　　）
5. 带孩子过马路时，要牵着孩子的手，以防孩子突然挣脱。（　　）

三、简答题

1. 简述涉及儿童的道路交通事故的特征。
2. 简述儿童道路交通伤害的原因。
3. 简述正确进行道路交通事故现场急救的五项急救技术。

四、思考题

1. 你认为要从哪些方面提高儿童安全座椅的使用率？
2. 驾驶者该如何避免婴幼儿道路交通伤害？

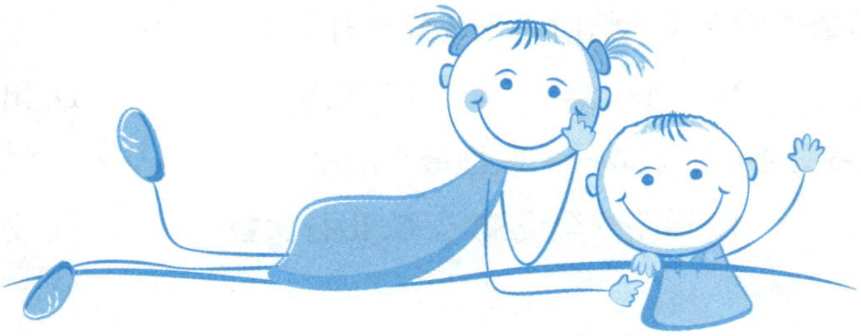

第十章 其他伤害预防与处理

学习目标

知识目标

1. 了解婴幼儿常见动物咬伤、中暑和冻伤的特点。
2. 熟悉动物咬伤、中暑和冻伤的临床表现。
3. 掌握动物咬伤、中暑和冻伤的预防措施。

能力目标

1. 能够对婴幼儿常见动物咬伤进行正确的处理。
2. 能够对婴幼儿中暑进行正确的处理。
3. 能够对婴幼儿冻伤进行正确的处理。

素养目标

1. 深刻理解婴幼儿动物咬伤、中暑和冻伤预防与处理的现实意义。
2. 培养学生预防和处理婴幼儿动物咬伤、中暑和冻伤的安全意识和责任意识。

案例导入

6月的一天，广安的张爸爸回家发现家养的小猫身上长了跳蚤，就打算给它涂药。他叫儿子小飞把猫抱起，他给小猫抹药。不想小猫急了，转过头一口咬在小飞手上，过了好久才松口，小飞的手出了血。张爸爸带他到村上的私人诊所去包扎，但诊所没有狂犬疫苗，他也就没有坚持打。在给小飞包扎之后，医生还给他打了破伤风针。8月中下旬，放暑假在家的小飞开始怕水，不愿洗澡，连脸和脚都不愿洗。给他洗脸时，他就说头晕，想吐。进入9月，他一直发高烧，但只要输液就降温，停药不久又反复。到了20日晚上，他的症状越来越严重。9月20日夜里，小飞被家人送到广安市人民医院感染科治疗。21日上午8时30分，小飞永远闭上了眼睛。死亡原因是狂犬病。

目前狂犬病可防而不可治，其病死率高达100%。凡是被动物抓伤咬伤的，务必尽快到正规医院注射狂犬疫苗。

问题：狂犬病有什么早期症状？应该如何预防？

第一节　动物咬伤

一、动物咬伤概述

自然界中能够攻击人类造成损伤的动物有数万种，可造成咬伤、蜇伤和其他损伤（包括过敏、中毒、继发感染、传染病等）。大多数动物咬伤是由人类熟悉的动物（宠物）所致，常见的有狗、猫、鼠咬伤等。创口严重程度取决于动物的大小、撕咬力度、凶悍性以及咬伤时的具体状况。咬伤时，除造成局部组织撕裂损伤外，由于动物口腔牙缝、唾液内常存在多种致病菌或病毒，尤其是有丰富的厌氧菌，如破伤风杆菌、气性坏疽杆菌族、梭状芽孢杆菌、螺旋体等，因此还可造成伤口迅速感染。动物咬伤的伤口常较深、组织破坏多，非常适合厌氧菌繁殖，并容易发展成非常危险的状态，甚至导致死亡。

小案例

13个月孩子被狗咬掉半边脸

人民日报报道：2019年9月28日，在河南周口商水胡吉镇，奶奶带着13个月大的硕硕在邻居家串门，奶奶一手牵着还站不太稳的硕硕，一手吃着馒头，谁也没想到，悲剧发生了……

孩子奶奶说，她进院子的时候，并没有看到狗，狗是突然冲出来的，一下子扑到孩子脸上，把孩子拖出去半米远。几个人合伙把孩子抱回来的时候，孩子已经浑身是血……

养狗的这家和硕硕家本是邻居，可发生了这样的事儿，多年的邻里感情也显得有些苍白，狗的主人承认他家的狗比较大，当时也确实没有拴绳。当被质疑为什么不拴绳时，狗的主人解释说：我的狗没咬过人，小孩拿东西打狗了……

近年来，常见动物致伤时有发生，引起社会普遍关注。为进一步规范常见动物致伤诊疗工作，提高医疗救治质量和水平，切实保障人民群众身体健康和生命安全，国家卫生健康委办公厅于2021年7月29日印发了《常见动物致伤诊疗规范（2021年版）》。

二、几种常见的动物咬伤

（一）犬咬伤

犬咬伤是指犬齿咬合、切割人体组织导致的皮肤破损、组织撕裂、出血和感染等损伤。犬咬伤是动物致伤中最为常见的类型。全世界每年有近亿人次被犬咬伤，我国每年犬咬伤人数超过1 200万。犬咬伤伤口可见于全身各个部位，儿童以头、面、颈部最常见，4岁以下者约2/3位于头、面、颈部，年龄越小，头、面、颈部和会阴部被咬伤的比例越高。

犬咬伤可导致多种组织损伤，如：划伤、穿刺伤、撕裂伤等。大型犬的咬合可产生强大力量并伴有撕扯，可导致严重损伤。致死性的损伤通常发生在幼儿的头部和颈部，或见于幼儿重要器官的直接贯穿伤。

犬咬伤伤口属污染伤口，感染概率较高。咬伤伤口感染的临床表现包括发热、红肿、压痛、脓性分泌物和淋巴管炎。除了非特异性感染外，犬咬伤还可引起狂犬病、破伤风、气性坏疽等特殊感染。被犬咬伤后，不管能否判断有无狂犬病，都必须及时进行治疗。

1. 伤口处理

对出血不多的伤口，不要急于止血，可从近心端向伤口处挤压出血，流出的血液可将伤口残留的狂犬唾液带走，起到一定的消毒作用。在2小时内，及早彻底清洗，以减少狂犬病毒感染机会。可用干净刷子、浓肥皂水反复刷洗伤口，尤其是伤口深部，及时用清水冲洗，刷洗时间至少30分钟。冲洗后，用70%乙醇或50%～70%酒精度白酒涂搽伤口数次，不包扎，保持伤口裸露。对于被狗抓伤、舔吮，以及唾液污染的伤口，均应按咬伤处理。只要未伤及大血管，一般不包扎伤口。

2. 预防破伤风

犬咬伤伤口属污染伤口，感染破伤风概率较高，应根据《非新生儿破伤风诊疗规范（2019年版）》中的附件1《外伤后破伤风疫苗和被动免疫制剂使用指南》进行破伤风预防。既往未全程接种破伤风疫苗（全程接种为至少注射过3剂含破伤风类毒素疫苗）的患儿和接种史不明确的患儿，应在受伤后 24 小时之内肌注破伤风人免疫球蛋白（HTIG）进行被动免疫。

3. 预防狂犬病

犬咬伤是狂犬病发生的主要途径，可能感染发病，应根据现行的狂犬病暴露预防处置的规范、指南进行狂犬病预防。尽早进行狂犬病疫苗接种，需要时，尽早使用狂犬病被动免疫制剂（狂犬病人免疫球蛋白、抗狂犬病血清）。狂犬病为致死性疾病，暴露后狂犬病疫苗使用无任何禁忌，但接种前应充分询问受种者个体基本情况（如有无严重过敏史、其他严重疾病等）。即使存在不适合接种疫苗的情况，也应在严密监护下接种疫苗。

4. 预防感染

对于以下高危伤口，建议预防性应用抗生素，尤其注意抗厌氧菌：深部刺伤；挤压伤相关的中度到重度伤口；在有静脉和（或）淋巴受损区域的伤口；手部、生殖器、面部、靠近骨或关节（尤其是手和人工关节）等部位需要闭合的伤口；发生于缺乏抵抗力的宿主的咬伤（如免疫功能受损、无脾或脾功能障碍等）。

知识链接

病死率几乎 100% 的狂犬病

狂犬病是狂犬病病毒感染引起的人兽共患传染病，缺乏特异性治疗，病死率几乎 100%。每年 9 月 28 日是世界狂犬病日。近年来，狂犬病报告死亡人数一直位居我国法定报告传染病前列，给人民群众生命安全和身体健康带来严重威胁。十余年来，我国狂犬病发病率呈逐年下降趋势，报告病例最多的是 2007 年，报告 3 300 例，而后逐年下降，2020 年报告 202 例。

所有哺乳动物均对狂犬病病毒易感，狂犬病在自然界的储存宿主包括犬、猫等食肉目动物和翼手目动物（蝙蝠）。猪、马、牛、羊、骆驼等家畜为非狂犬病储存宿主，虽然可感染发病，但传播狂犬病风险较低。啮齿类和兔形目动物极少感染狂犬病，目前无导致人类狂犬病病例的证据。人与人之间的狂犬病病毒传播，仅偶见于狂犬病感染者作为供体的组织或器官移植。犬是我国狂犬病的主要传染源，约占 95%，其次为猫。鼬獾、红狐、貉、狼是我国重要的野生狂犬病宿主和传染源。

狂犬病病毒感染后经过长短不一的潜伏期后发病，临床过程可分为前驱期、兴奋期、麻痹期等三个阶段。根据临床特点可分为狂躁型和麻痹型，其中狂躁型占 80% 以上，麻痹型不到 20%。此外，尚有部分不典型病例，见于来自蝙蝠的狂犬病。

（1）潜伏期。多数为1～3个月，极少在1周以内或1年以上。

（2）前驱期。一般持续2～4天。表现出低热、倦怠、乏力、头痛、恶心、全身不适、烦躁、恐惧、易怒、失眠或抑郁等症状。50%～80%的患者在已愈合的伤口周围出现麻木、发痒、灼热、刺痛等症状或虫爬、蚁走感等异常感觉。

（3）兴奋期。一般持续1～3天。此时患者表现为恐水、怕风、极度恐惧，在水、风、声音的刺激下出现咽喉肌痉挛。恐水症是狂犬病最具特征性的临床表现，33%～50%的患者会出现恐水症。

（4）麻痹期。一般持续6～18小时。表现为昏睡或昏迷，痉挛停止，全身肌肉出现逐渐加重的弛缓性瘫痪。呼吸肌麻痹可导致中枢性呼吸衰竭、血压下降和严重心律失常，引起呼吸心跳停止进而死亡。如无生命支持治疗，绝大多数患者在首次出现临床症状的7～14天内死亡。

麻痹型病例可无典型的兴奋期及恐水现象，表现为头痛、肌肉疼痛和麻痹。麻痹通常在被咬伤的肢体最突出，然后对称或不对称地扩散，肌束震颤、腱反射和足底反射消失。随着瘫痪程度加重，出现重度截瘫，肌张力下降，随后出现呼吸肌麻痹而死亡。

发生狂犬病暴露，应依据现行《狂犬病暴露预防处置工作规范》《狂犬病预防控制技术指南》进行狂犬病预防。

狂犬病诊疗流程见图10-1。

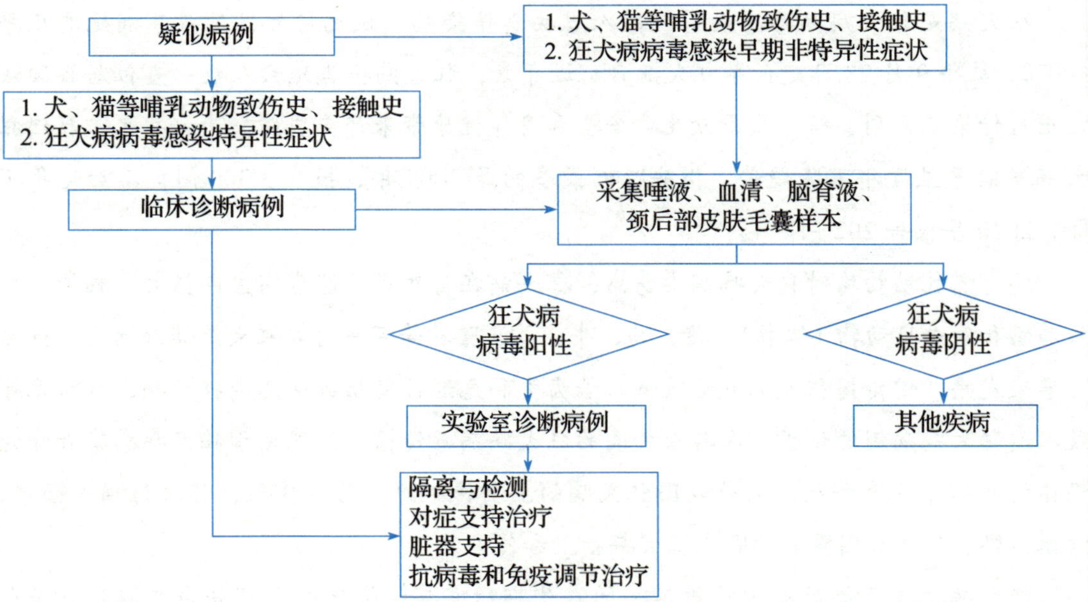

图10-1　狂犬病诊疗流程

（资料来源：常见动物致伤诊疗规范（2021年版）.）

（二）猫抓咬伤

猫是世界上最为常见的宠物之一，饲养率仅次于犬。猫可罹患寄生虫、传染病或非传染病，可能对密切接触者造成生命健康风险。人在有猫活动的地方可能因接触而被猫抓伤或咬伤，进而导致一系列疾病。近年来，流浪猫数量增多，猫致伤风险进一步增大。猫咬伤占全世界动物咬伤总数的近一半，其发生率往往仅次于狗咬伤。例如，在意大利，与猫有关的伤害是每10万人18例；在美国，据估计每年有40万猫咬伤案例，其中6.6万人接受医院急诊救治。与猫密切接触者均有一定概率被猫抓伤或咬伤，粗略估计我国每年猫抓咬伤者数量可达数万人。

1. 临床表现

（1）红肿热痛。猫抓咬伤后常合并出血、疼痛、肿胀、畸形和（或）功能障碍。

（2）猫抓病。这是一种常常以自限性局部淋巴结肿大为典型特征的感染性疾病，从侵染部位的皮肤病变开始，在病原体侵入皮肤后3～10日发生，通常从水泡发展到红斑，再发展到丘疹、脓疮、溃疡等急性炎症反应，常伴有发热。

（3）猫癣。多为圆形、环形皮疹，边缘有红色小疙瘩或小水泡，可有凸起、痒感。

（4）淋巴管炎。多见于四肢，伤口近侧可出现一条或多条红线，局部硬肿并有压痛，伴有发热、恶寒、乏力等全身临床表现。

2. 应急处理

伤口局部红肿、疼痛，易于感染，严重的可引起淋巴管炎、淋巴结炎或蜂窝织炎。如猫染有狂犬病，后果更严重。被咬伤后，应按以下方法及时处理：（1）四肢咬伤，在伤口上方结扎止血带，再清创处理。先用清水、生理盐水或1∶2 000高锰酸钾溶液冲洗伤口，然后用碘酒或5%苯酚局部烧灼伤口（其他部位的伤口处理参考四肢）。（2）对伤势严重的应送医院急救。（3）在狂犬病流行区，猫咬伤的处理参照狗咬伤，以预防狂犬病。

（三）鼠咬伤

在我国，每年因啮齿动物致伤者众多，有研究表明，啮齿动物致伤（鼠咬伤为主）位居犬咬伤、猫咬伤之后，成为第三大动物致伤来源。我国部分地区医疗机构动物致伤门诊调查数据显示，不同地区致伤动物来源构成中鼠咬伤占比最低0.8%，最高达11.8%。啮齿动物致伤后，除局部创伤所致功能障碍外，还可由伤口途径传播感染性疾病，如肾综合征出血热、鼠咬热、破伤风等，对人类健康造成重大威胁。

1. 鼠咬伤的特点

常见的鼠咬伤有以下特点：多发于卫生条件较差地区或农村山区、多发生于睡眠中、女性居多、四肢部位多发、婴幼儿（0～4岁）致伤比例最高、宠物鼠致伤多发生于逗玩或喂养时、动物实验室从业人员多在抓鼠不当时发生。

2. 临床表现

鼠咬痕的形态特征一般表现为：创口不大，创缘极不规则，有锯齿状的小齿痕，多较浅表，其深度一般仅达浅筋膜。鼠咬痕的部位，多分布于肌肉脂肪组织非薄而皮肤、筋膜、软骨较集中的部位，常见于手足、颜面部，如眼睛、口唇、鼻尖、耳郭等部位。部分鼠咬伤患者可出现深部组织穿刺伤。值得警惕的是婴幼儿因无摆脱或反抗能力，若致伤时间长且反复发生，颌面部（耳鼻等部位）组织撕脱毁损或缺损常比较严重，外科修复处置难度较大。

3. 应急处理

老鼠能传播多种疾病，如鼠咬热、钩端螺旋体病、鼠斑疹伤寒和鼠疫等，被咬伤后，应按以下方法及时处理：（1）立即用嘴吮吸2～3次，用一定压力的流动清水清洗每处伤口至少15分钟，把伤口内的污血挤出，再用过氧化氢溶液消毒；（2）伤口清创"越早越好，6小时内最好"，应尽快到医院，按犬咬伤的伤口处理，口服抗生素。

（四）蛇咬伤

蛇咬伤是常见的动物致伤疾病，粗略估计我国每年的蛇咬伤病例达数百万人次，毒蛇咬伤为10万～30万人次。蛇咬伤多发生于农村偏远地区，目前国内尚缺乏流行病学监测和报告体系，因此蛇咬伤的发病率存在严重低估现象。

无毒蛇咬伤主要造成局部损伤：咬伤部位可见两排小锯齿状的牙痕，伴有轻微的疼痛和（或）出血，数分钟内出血可自行停止，疼痛渐渐消失，局部无明显肿胀、坏死。全身症状不明显，可表现为轻度头晕、恶心、心悸、乏力等，部分患者也会出现全身过敏表现。我国常见的无毒蛇有：王锦蛇、赤链蛇、乌梢蛇、滑鼠蛇、玉斑锦蛇、翠青蛇、鱼游蛇、草游蛇、小头蛇、水蛇、蟒蛇等。

毒蛇咬伤则是毒液从伤口进入人体内而引起的一种急性全身中毒性疾病。蛇毒按其主要毒性成分与生物效应分为三大类：神经毒素、血液毒素和细胞毒素。由于毒蛇咬伤发病急骤，病情发展迅速，若得不到及时正确的救治，蛇毒可迅速在体内扩散而影响机体多器官功能，导致机体代谢紊乱、多器官功能衰竭，甚至死亡。我国已发现毒蛇约50种，常见的毒蛇分为神经毒类、血液毒类、细胞毒类和混合毒类蛇。神经毒类如金环蛇、银环蛇、海蛇等；血液毒类如竹叶青、烙铁头、蝰蛇等；细胞毒类如眼镜蛇等。混合毒类如眼镜王蛇、蝮蛇、尖吻蝮蛇等。我国常见毒蛇（见图10-2）的分类见表10-1。

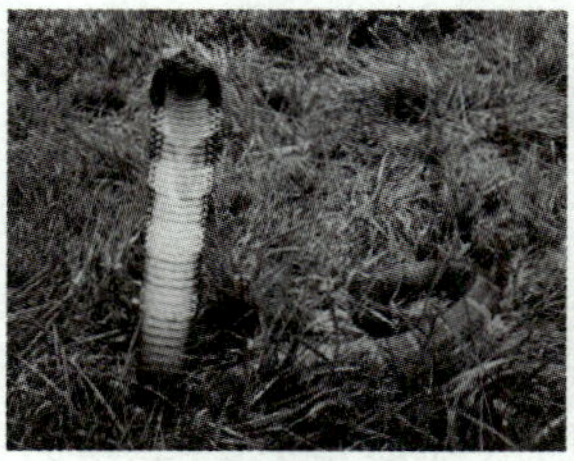
眼镜王蛇

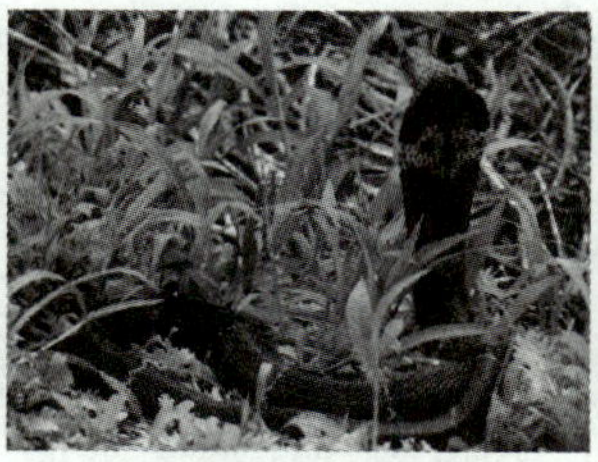
眼镜蛇

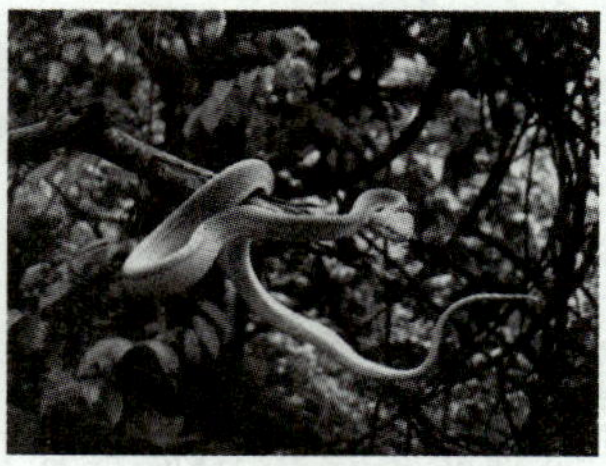
竹叶青蛇

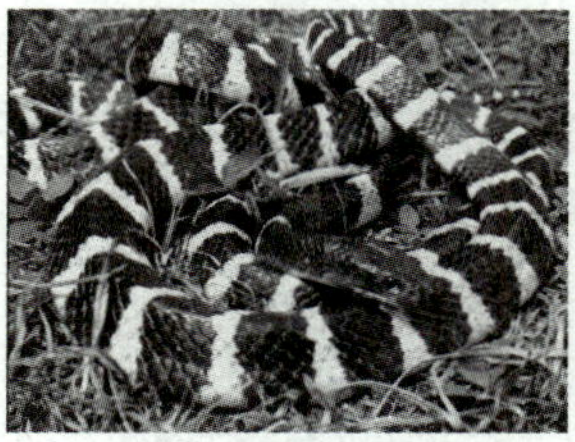
银环蛇

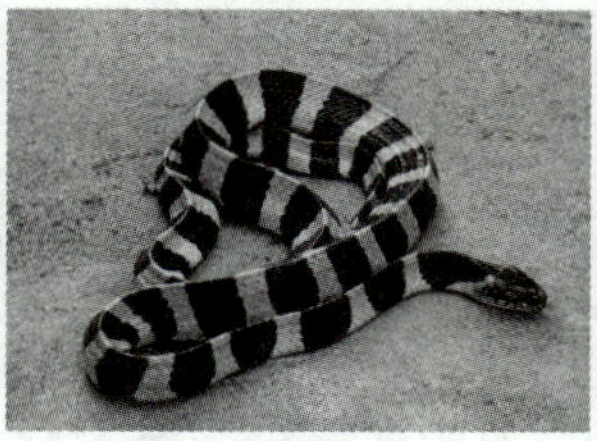
金环蛇

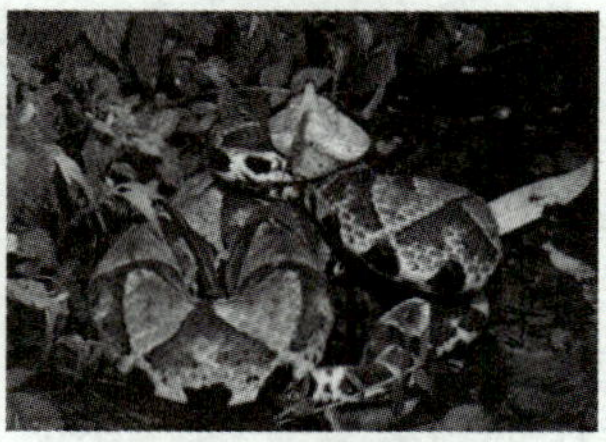
五步蛇（尖吻蝮蛇）

图 10-2　几种国内常见毒蛇

表 10-1　我国常见毒蛇的分类

毒蛇	种属（科）	种属（亚科）	毒素主要成分	临床类型	地域分布
舟山（中华）眼镜蛇	眼镜蛇科	眼镜蛇亚科	细胞毒 神经毒	局部坏死	中区 华南区
眼镜王蛇	眼镜蛇科	眼镜蛇亚科	细胞毒 神经毒	局部肿胀 肌肉麻痹	华南区
金环蛇	眼镜蛇科	眼镜蛇亚科	神经毒	肌肉麻痹	华南区
银环蛇	眼镜蛇科	眼镜蛇亚科	神经毒	肌肉麻痹	中区 华南区
海蛇	眼镜蛇科	眼镜蛇亚科	神经毒 细胞毒	肌肉损伤及麻痹	沿海区
竹叶青蛇	蝰科	蝮亚科	血液毒	凝血功能异常、出血	中区 华南区
原矛头蝮蛇 / 烙铁头蛇	蝰科	蝮亚科	血液毒	凝血功能异常、出血	西南区、中区、华南区
尖吻蝮蛇 / 五步蛇	蝰科	蝮亚科	血液毒 细胞毒	凝血功能异常、出血、坏死	中区
短尾蝮蛇	蝰科	蝮亚科	血液毒 细胞毒 神经毒	出血、肿胀、麻痹	除沿海区外全国均有
圆斑蝰蛇	蝰科	蝰亚科	血液毒 细胞毒	凝血功能异常、出血	华南区 西北区

（资料来源：常见动物致伤诊疗规范（2021 年版）.）

毒蛇咬伤依据蛇毒种类不同，其临床表现也各不相同。按蛇毒的毒素类型，其临床表现可分为以下四类。

1. 血液毒的表现

血液毒主要累及心血管系统、血液系统以及泌尿系统。局部表现为咬伤创口出血不止，肢体肿胀，皮下出血、瘀斑，并可出现血疱、水疱，伤口剧痛难忍。全身表现为各部位出血，如鼻腔、牙龈、尿道、消化道，甚至颅内也可出现出血；血管内溶血时有黄疸、酱油样尿，严重者出现急性肾功能衰竭；合并 DIC（弥散性血管内凝血）时除全身出血外，还会出现皮肤潮冷、口渴、脉速、血压下降等休克表现。

2. 神经毒的表现

咬伤创口发麻，疼痛不明显，无明显渗出，常常被忽视。早期症状轻微，1 ～ 4 小时后可出现头晕、恶心、呕吐、流涎、视物模糊、眼睑下垂、语言不清、肢体软瘫、张口与吞咽困难，引起呼吸肌麻痹，最终可导致急性呼吸衰竭甚至自主呼吸停止。

3. 细胞毒的表现

细胞毒可导致肢体肿胀、溃烂、坏死，可继发心肌损害、横纹肌溶解、急性肾损伤，甚至多器官功能障碍综合征。

4. 混合毒的表现

混合毒可表现出两种及两种以上毒素引起的症状，如眼镜王蛇咬伤以神经毒素表现为主，合并细胞毒素表现；五步蛇咬伤以血液毒素和细胞毒素表现为主。

毒蛇与无毒蛇咬伤的临床特征鉴别要点见表 10-2。

表 10-2　毒蛇与无毒蛇咬伤的临床特征鉴别要点

临床表现	蛇咬伤种类	
	毒蛇咬伤	无毒蛇咬伤
牙痕	成对的牙痕，呈“..”或“：：”	两排细小的锯齿牙痕，呈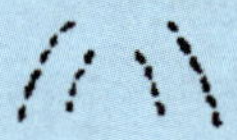
咬伤伤口及肢体	伤口剧痛难忍（神经毒蛇咬伤伤口疼痛不明显），出现瘀斑、血疱、水疱，肢体肿胀、溃烂、坏死、麻木，甚至出现骨筋膜室综合征、组织坏死、肌无力等	轻度疼痛，少许出血
全身表现	全身各部位可出现自发性出血、DIC、休克、心肌损害、急性肾损伤、多器官功能障碍综合征（MODS）、急性呼吸衰竭等	无明显异常
实验室检查	血小板下降、凝血功能异常、血红蛋白尿、肝肾功能异常、肌电图异常等	无明显异常

毒蛇咬伤救治要点是迅速破坏和清除局部毒液，减缓毒液吸收，早期足量使用抗蛇毒血清。

1. 现场自救七步法

（1）脱险。应立即脱离蛇咬伤环境，勿企图去捕捉或追打蛇，以免被二次咬伤；如果蛇咬住不放，可用棍棒或其他工具促使其离开；若在水中被蛇（如海蛇）咬伤，应及时回到岸边或船上，以免发生淹溺。

（2）认蛇。尽量记住蛇头、蛇体、斑纹和颜色等特征，有条件者可拍摄留存致伤蛇的照片。

（3）镇定。尽量保持冷静，避免慌张、激动。

（4）制动。尽量保持全身完全制动，尤其是受伤肢体的制动，可用树枝或夹板进行伤肢固定。

（5）解压。去除受伤部位的各种受限物品，如戒指、手镯、脚链、手表、较紧的衣裤、鞋子等，以免因后续的肿胀导致无法取出，加重局部伤害。

（6）绷扎。绷扎是在被毒蛇咬伤时有效减慢蛇毒的吸收与扩散的自救办法，但必须每隔 15 ～ 20 分钟放松 1 ～ 2 分钟，以免压迫过紧、时间过长导致肢体因缺血而坏死。

（7）呼救。呼叫 120，及早送到有条件的医院就医。

2. 院前急救处理

（1）评估生命体征：心搏骤停应立即进行胸外心脏按压，如果呼吸困难要尽快建立人工呼吸，尽早转运至有条件救治的医院进行进一步处置。

（2）伤口早期的初步清创：早期采用生理盐水、过氧化氢反复冲洗创口可破坏、中和毒素；神经毒蛇咬伤可早期沿牙痕纵行切开排毒，并辅以负压拔罐吸出毒素，尽早清除仍有毒性的蛇毒。

三、婴幼儿动物咬伤的预防

（一）犬咬伤的预防

对婴幼儿进行犬类习性和预防咬伤教育：不要随便逗狗，尽量避开疯狗。不要打扰在进食、睡觉或看护幼崽的狗。不要对着狗大吼、尖叫或者想要吓唬它，哪怕是家里温和的宠物狗。不要拉狗的尾巴或扯它的毛，不要骑在狗身上，这些举动很容易引起它们发怒。不要向狗扔棍子或石子。不要接近陌生的狗，即使它看起来非常友好；不要去摸狗绳松开的狗，也不要接近那些拴着的狗和栅栏后面的狗。不要快速地跑近或靠近狗，狗受到惊吓或感到恐慌时会咬人。拍抚小狗前请先经过主人同意。自己饲养的小狗也要注意防护，避免小狗跟婴幼儿嬉戏时抓伤皮肤。不要到狗经常出入聚集的场所，避免受惊吓或发生被咬伤的意外。

如果遇到疯狗追赶，最好不要突然转身跑开，不要直接瞪视狗的眼睛，事实证明静止不动或放缓动作可以减少被狗攻击的可能。眼睛盯住地面，然后缓慢向后移动，慢慢离开。

如果遇到疯狗攻击，则要将身体蜷起，保护头面部。被咬后，可尝试用以下方法摆脱：用项圈或者其他物品勒住狗的脖子，向上提，狗会因为无法呼吸而松口；遮住狗的眼睛，让它无法看到东西，并且因为遮住眼睛也就无法准确地咬到你；任何液体都可以，直接泼向狗，它会因为惊慌而松口。

（二）猫抓咬伤的预防

饲养宠物猫，要注意训练和培养猫温顺的脾气性格：和猫建立感情基础，培养良好的相处模式。不要打猫，甚至虐待猫。不要激发与猫的矛盾，消除产生矛盾的因素。对于脾气暴躁难以驯服的猫，最好的办法就是笼养，定时放养。勤为猫剪指甲，以免在玩耍时不小心被挠到。注意衣物防护。

与猫玩耍时，尽量穿长衣长裤，避免皮肤直接与猫接触。也可以选择逗猫棒和玩具等，避免用手直接互动。不要跟猫玩危险游戏，比如高空抛接猫，一些让猫跳跃或扑向主人身体的游戏也要尽量避免，猫的爪子可能会直接穿过你的衣服并划破你的皮肤。不要掐猫脖子，不要做对它有威胁的动作。

遇到陌生猫或流浪猫，不要试图亲近，因为它们警觉性很高，会对人发动突然袭击。特别是哺乳期的母猫异常凶悍，陌生的母猫为了保护幼崽甚至会咬伤人。

（三）鼠咬伤的预防

老鼠喜欢咬带有奶味的婴儿嫩肉，所以婴儿被鼠咬伤的事件时有发生。当熟睡的婴儿突然啼哭时，需仔细检查婴儿是否有鼠咬伤。鼠咬伤的伤口很小，易被忽视，要注意保护婴幼儿，防止被动物反复长时间咬伤。若被老鼠咬伤，除彻底冲洗、清创处置伤口外，还可根据伤口风险等级酌情使用有效抗生素、破伤风主被动免疫制剂等预防感染。疫苗是预防肾综合征出血热的有效措施之一。我国已研制几种灭活肾综合征出血热疫苗，易感人群可考虑提前接种。

（四）蛇咬伤的预防

（1）建立蛇咬伤防治网络，搞好住宅周围的环境卫生，彻底铲除杂草，清理乱石，消除毒蛇的隐蔽场所，经常开展灭蛇及捕蛇工作。

（2）教育托育机构工作人员、家长及监护人掌握预防蛇咬伤的基本知识。

（3）在毒蛇出没的地方活动，应穿好长袖上衣、长裤及鞋袜，并扎紧裤腿，必要时戴好草帽，注意排查毒蛇的存在。进入草丛前，应先用棍棒驱赶毒蛇。

（4）在山林地带宿营时，睡前和起床后，应检查有无蛇潜入。露营时应选择空旷而干燥的地方宿营，避免在杂物堆旁扎营，晚上应在营帐外升起营火或火炬，尤其是夏天的夜晚。

（5）不要随便在蛇可能栖息的地方坐卧，禁止用手伸入鼠洞和树洞。

（6）遇到毒蛇时，应远道绕过，不要惊慌失措，可采用左、右拐弯的走动方式来躲避追赶的毒蛇，或站在原处，面向毒蛇，注意来势左右避开。

（7）四肢涂防蛇药液及口服蛇咬伤解毒片，也能发挥预防蛇咬伤的作用。

第二节 中 暑

一、中暑概述

中暑（heat illness）是指人体在高温环境下，由水和电解质丢失过多、散热功能障碍引起的热损伤性疾病，以中枢神经系统和心血管系统功能障碍为主要表现，可导致永久性脑损伤、肾衰竭，是一种危及生命的急症，可导致死亡。婴幼儿是高温中暑的高危人群。

小案例

两岁男童被遗忘在轿车内后死亡

2020年8月7日河南栾川县公安局在微信公众号发布警情通报称，8月6日17时许栾川县公安局接到报警：在城关镇教师新村附近一辆轿车内发现一男孩死亡。经调查，系被某儿童临时看护服务中心法人蒋某华遗忘在轿车内。目前，蒋某华已被刑事拘留。

据通报，经初步调查，8月6日上午8时许，栾川县城关镇某儿童临时看护服务中心法人蒋某华（女，47岁，原籍四川省成都市，现在栾川县城关镇租住）在驾车接送三名儿童去看护中心时将两岁男童步某遗忘在轿车内。当日17时许发现步某在车内死亡。

通常，发生中暑的原因有以下几点。

（1）环境温度过高：人体能从外界环境获取热量；

（2）产热增加：重体力劳动、发热疾病、甲状腺功能亢进症和应用某些药物（如苯丙胺）使产热增加；

（3）散热障碍：如湿度大、肥胖、穿透气不良的衣服或无风天气等；

（4）汗腺功能障碍：人体主要通过皮肤汗腺散热，系统性硬化病、广泛皮肤瘢痕或先天性无汗症、抗胆碱能药或滥用毒品可抑制出汗。

根据发病机制和临床表现不同，通常将中暑分为热痉挛、热衰竭和热（日）射病。上述3种情况可顺序发展，也可交叉重叠。此外，在高温环境下一定时间后，出现头晕、头痛、乏力、口渴、多汗、心悸、注意力不集中、动作不协调等症状，体温正常或略有升高但低于38.0℃，可伴有面色潮红、皮肤灼热等，短时间休息后症状即可消失，此为中暑先兆。

（一）热痉挛

热痉挛常发生于高温环境下强体力作业或运动时。表现为大量出汗和饮用低张液体后，出现头痛、头晕，四肢、腹部、背部的肌肉痉挛和疼痛，常发生于腓肠肌，呈对称性和阵发性，也可出现肠痉挛性剧痛。病人意识清楚，体温一般正常。热痉挛也可以是热射病的早期表现。

（二）热衰竭

热衰竭是严重热应激时，体液和体钠丢失过多引起循环容量不足所致，多见于老年人、婴幼儿和慢性病病人。热衰竭起病迅速，其症状包括：眩晕、头痛、恶心或呕吐、大量出汗、脸色苍白、极度虚弱或疲倦、肌肉痉挛、昏厥，通常片刻后立即清醒。发生热衰竭的人皮肤有可能是冰凉且潮湿的。患者血压下降，脉搏快且虚弱，呼吸急促且浅，轻度脱水，体温正常或稍高，一般不超过40℃。此时，患者如有反胃、腹泻或呕吐，会失去更多体液导致情况继续恶化，甚至引发热射病。

（三）热射病

当身体无法调节自身的体温时，会发生热射病。高温导致体温调节中枢功能障碍，使身体温度迅速升高，在 10 ～ 15 分钟内，体温可达到 40℃以上。如果不接受紧急救护，热射病可导致死亡或残疾。热射病的表现多样，可能包括：头晕、搏动性头疼、恶心、极高的体温、皮肤红热且干燥无汗、怕冷、快速且沉重的脉搏、意识模糊、口齿不清、不省人事。

二、中暑的处理

（一）中暑先兆

立即脱离高温环境，转移到通风阴凉处休息、平卧，口服淡盐水或含盐清凉饮料，如绿豆汤等。也可在太阳穴涂抹清凉油、风油精，或服用十滴水、藿香正气水等。对症处理，并密切观察。

（二）热痉挛

如果情况还没严重到需要就医的地步，至少做到以下几点：

（1）停止一切活动，静坐在凉爽的地方休息。

（2）饮用稀释、清爽的果汁或运动饮料。注意，婴幼儿不宜饮用运动饮料。

（3）即使痉挛得到缓解，之后的几小时内也不要再进行重体力劳动或剧烈的运动，那样只会进一步透支能量导致热衰竭甚至热射病。

（4）有心脏病史者、低盐饮食者或 1 小时后热痉挛的状况还没有消退，要寻求专业的医疗处理。

（三）热衰竭

以下降温措施可能会有帮助：（1）饮用凉爽且不含酒精的饮料；（2）休息；（3）洗凉水澡或擦拭身体；（4）开空调；（5）换上轻便的衣服。如果症状持续不好转或继续恶化，要及时寻求医疗救助。

（四）热射病

如果看到有热射病的任何迹象，说明此时的情况很有可能足以威胁病人生命安全。在试图给病人降温的同时，周围其他人应帮忙拨打急救电话。

（1）将病人移到阴凉的地方。

（2）不论使用何种方法，迅速给病人降温。比如：将病人浸泡在浴缸的凉水里；用凉水为病人淋浴；用喷壶往病人身上喷洒凉水；用凉水擦拭病人的身体；用凉湿毛巾或冰袋冷敷病人头部、腋下及大腿根部；天气干燥时，将病人裹在凉水浸湿的单子或衣物里用风扇猛吹。

（3）监测病人的体温，坚持努力帮助病人降温直到体温降到 38℃。

（4）如果急救人员未能及时赶到，请继续拨打 120、110 等寻求更多的指导与帮助。

（5）不要给病人喝水。

（6）尽快得到专业的医疗救助。

有时，病人的肌肉会因热射病发生不自主的抽搐。发生这种情况时，要防止病人伤害到自己。不要在病人的嘴里放任何东西，不要试图喂液体给他 / 她补充水分。如果发生呕吐，请翻转病人的身体使其侧躺，以确保其呼吸道通畅。

应特别注意的是，以上自救措施并不能真正替代医疗救治的作用，应尽快寻求专业的医疗救助。

三、中暑的预防

抵御中暑最好的措施就是预防——保持凉爽。炎热的天气里，在饮水、行为活动及服装方面做些简单的改变，就可以很好地预防中暑，保持健康。

（一）大量饮水

在高温天气里，不论运动量大小，都需要增加液体的摄入。要及时给婴幼儿喂水，不应等到口渴时才喝水。水温不宜过高，饮水应少量多次。高温天气时，不要饮用含酒精或大量糖分的饮料，这些饮料会导致失去更多的体液。同时，还应避免饮用过凉的冰冻饮料，以免造成胃部痉挛。

（二）注意补充盐分、矿物质和维生素等

大量出汗会导致体内盐分、矿物质和水溶性维生素等的流失，如钾、钙、镁、铁、多种 B 族维生素。缺钾会造成人体低血钾现象，引起倦怠无力、头昏头痛、食欲不振等症状，也是引起中暑的原因之一，因此膳食中应注意多搭配一些含钾丰富的食物，如蔬菜、水果、豆类等。

（三）注意饮食及休息

少食高油高脂食物，饮食尽量清淡。不易消化的食物会给身体带来额外的负担。但要注意，高温环境下人们更需要摄取足够的热量，补充蛋白质、维生素和钙。多吃水果

蔬菜。保证充足的睡眠。睡觉时避免电风扇或空调直吹。

（四）穿着合适的衣服并涂抹防晒霜

在户外，应当尽量选择轻薄、宽松及浅色的服装。如果一定要进行室外活动，要注意防晒、降温。可以佩戴宽帽檐的遮阳帽、儿童太阳镜或打遮阳伞，并涂抹儿童防晒霜。

（五）仔细计划行程

高温天气里应尽量避免外出。如果一定要在室外活动，最好避开正午时段，尽量将时间安排在早晨或者傍晚，并且尽量多在背阴处活动或休息，避免太阳直晒。如果需在高温条件下行走或锻炼，不要马上就进行激烈的运动，应慢慢开始，逐渐增加强度，让身体慢慢适应外界的环境。当感觉到心跳加速且胸闷憋气，尤其已经感到头晕、意识模糊、虚弱，甚至要晕倒的时候，要立即停止一切活动，迅速找到背阴或凉爽通风的地方休息。

（六）待在凉爽的环境里

高温天气里应尽量在室内活动。如条件允许，应开启空调。如果家里没有空调，可以借助商场、图书馆等公共场所避暑。哪怕只是待上一小段时间，也可以很好地帮助降温。使用电扇可以暂时缓解热感，然而一旦气温升高至32℃以上，电扇对减少中暑发生则效果甚微。用凉水洗脸、擦拭身体，或待在空调房里是最好的降温措施。尽量减少炉灶、烤箱等的使用。

（七）不要将婴幼儿单独留在车里

即使在凉爽的天气里，在太阳照射下车内温度仍然会迅速升高并造成危险。即便车窗留了缝隙，车内温度还是可以在泊车后10分钟内上升近7℃。此时留在车里的任何人都有严重中暑甚至死亡的风险。其中，婴幼儿若被独自留在停放的车辆中无人看管时，导致严重中暑甚至死亡的风险最大。当家长驾车与孩子一同出行时，请一定注意以下事项：

（1）永远不要把婴幼儿留在停放好的车里。即使车窗留了缝隙，也不要这样做。

（2）请时刻提醒自己还有孩子需要照料。

（3）当停好车辆准备离开时，请确认随行的所有人都已经下车，不要忽视睡着的孩子。

（八）常备防暑降温药

家庭和托育机构可以常备一些防暑降温药，如十滴水、风油精、藿香正气水等，外出时随身携带，按药物使用说明正确使用。需要注意的是，婴幼儿服用藿香正气水时应尽量选用无酒精型的产品。另外，夏桑菊颗粒具有清肝明目、疏风散热、除湿痹和解疮毒的功效，可以作为清凉饮料。

第三节 冻 伤

一、冻伤概述

冻伤（frostbite）即冷损伤（cold injury），是指低温作用于机体引起的局部乃至全身的损伤。冻伤的轻重程度与低温强度及作用时间、空气湿度和风速等密切相关。

小案例

2 名儿童冻死在村里的小溪中

2019 年 3 月 1 日湖南省隆回县公安局官方微博发布警情通报，2019 年 2 月 28 日，隆回县公安局物证鉴定室根据尸体检验、现场勘查，结合中山大学法医鉴定中心、邵阳市公安局物证鉴定所的检验结论，确定 1 月 2 日隆回县小沙江镇旺溪村 2 名儿童死亡原因系冻死。

1 月 2 日 18 时 10 分，隆回县公安局小沙江派出所接群众报警，小沙江镇旺溪村有 2 名儿童死在村里的小溪中。接警后，市、县两级公安机关侦、技民警连夜赶赴现场开展工作。经外围调查，询问目击证人，结合检验结论，公安机关依法做出了“排除他杀，死者系自主脱衣后在低温湿冷现场冻死”的结论。

冻伤的好发人群：以婴幼儿、妇女多见。婴幼儿皮肤娇嫩，在“天寒地冻”的天气情况下，很容易出现冻伤的情况。此外，平时手足多汗者患长期慢性病气血衰弱者、室外潮湿环境工作者、在低温环境下停留时间较长者也易发病。

冻伤的好发部位：手足、鼻子、耳朵、面颊、下巴等暴露部位，多呈现对称性。

冻伤的常见原因：（1）气候因素。寒冷的气候，包括气温低、空气潮湿、风速大等，潮湿和大风都可加速身体的散热。（2）局部因素。如鞋袜过紧，长时间站立不动及长时间浸在水中均可使局部血液循环发生障碍，热量减少，导致冻伤。（3）全身因素。如疲劳、虚弱、紧张、饥饿、失血及创伤等均可减弱人体对外界温度变化的调节和适应能力，使局部热量减少导致冻伤。

二、冻伤的临床表现

（一）非冻结性冻伤

这是指长时间暴露于 0 ～ 10℃的低温、潮湿环境中造成的局部损伤，无冻结性病理改变，包括冻疮、战壕足及浸泡足。

冻疮（见图 10-3）是最常见的非冻结性损伤，是反复低温暴露引起的慢性真皮血管炎，毛细血管系统出现功能障碍。冻疮好发于手指、手背、足趾、足跟、耳郭、面颊，局部表现为红斑、水肿，伴大小不等的结节，感觉异常、灼痒、胀痛，有时出现水疱，水疱破溃后形成浅溃疡，渗出浆液，可感染化脓。

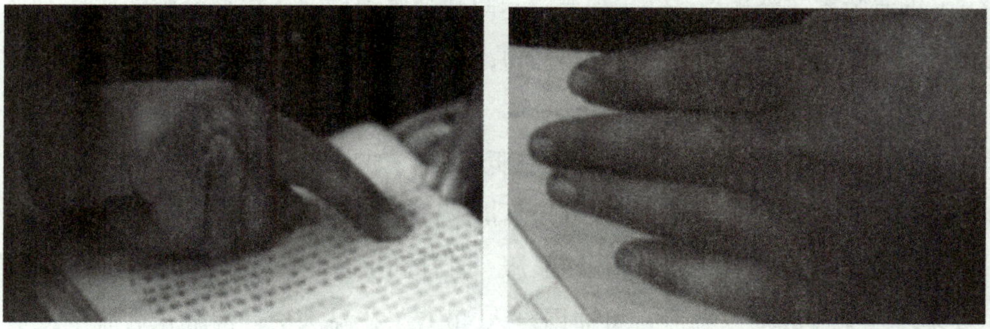

图 10-3　冻疮

（资料来源：科普中国.）

（二）冻结性冻伤

冻结性冻伤包括局部冻伤和全身冻伤（冻僵），大多发生于意外事故或战时。当组织温度降至冰点以下（皮肤暴露温度降至 -5℃以下）时就会发生冻结，形成冰晶体，这是其区别非冻结性损伤的病理特点。

（1）局部冻伤常发生在鼻、耳、颜面、手和足等暴露部位。患处温度低、皮肤苍白、麻木、刺痛。可分为反应前期（前驱期）、反应期（炎症期）和反应后期（恢复期）。

（2）全身冻伤（冻僵）又称意外低体温，是指处在寒冷环境中的机体中心体温低于

35℃，伴神经和心血管系统损伤为主要表现的全身性疾病。冻僵常发生于暴风雪、冰水环境中，表现为低体温及多系统损伤。初起寒战，体温逐渐降低，随着体温下降，患者出现疼痛性发冷、知觉迟钝、疲乏、肌张力减退、麻痹、步履蹒跚、视力或听力减退、意识模糊、幻觉、嗜睡、不省人事、瞳孔散大、对光反应减弱、脉搏细弱、呼吸变浅，逐渐陷入僵硬和假死状态。如不及时救治，易致死亡。

三、冻伤的处理

（一）非冻结性冻伤

脱离寒冷潮湿环境，每日用42℃温水浸泡，每次20分钟。未破溃皮损可外用维生素E软膏和冻疮膏等，已破溃皮损可用抗生素软膏。局部用药应涂厚，每日数次温敷创面。根据创面情况每日换药，用无菌纱布包扎。

（二）冻结性冻伤

1. 应急处理原则

（1）迅速脱离寒冷环境；（2）保暖，尽早快速复温；（3）局部涂敷冻伤膏；（4）改善局部微循环；（5）可内服活血化瘀类药物；（6）尽快去医院治疗。

2. 应急救治措施

处理冻伤前，首先判断孩子是否存在低体温，如果有，需要先按照低体温紧急处理。如果暂时得不到医疗救治，可采取以下措施进行救治：

（1）尽快脱离低温环境，脱掉湿冷衣服、鞋袜和手套（衣服、鞋袜连同肢体冻结者，不可勉强，以免造成皮肤撕脱，可立即浸入40℃左右温水中，待融化后脱下或剪开），换上干燥衣服和鞋袜。

（2）除非万不得已，不要用冻伤的脚或者脚趾走路，否则将导致更严重的伤害。

（3）脱离寒冷环境后，立即进行温水快速复温，水温应控制在37℃～39℃，水温超过39℃并不会使复温时间缩短，相反会使病人疼痛加剧，影响复温效果；水温超过42℃时会造成额外损伤。复温方法：将冻肢浸泡于温水中，至冻区皮肤转红，尤其是指（趾）甲床潮红、组织变软为止，时间不宜过长。对于颜面冻伤，可用温湿毛巾局部热敷。

（4）在无温水的条件下，可将冻肢置于自身或救护者的温暖体部，如腋下、腹部或胸部。

（5）可给予姜汤、糖水、茶水等温热饮料，以促进血液循环，扩张周围血管。

（6）不要用雪或者其他任何东西来揉或按摩冻伤部位，否则会造成更严重的伤害。

（7）不要用电热毯、电灯、壁炉、火炉或者散热器烘烤冻伤部位。因为冻伤部位是麻木的，极易被烧伤或烫伤。

四、冻伤的预防

（1）预防冻伤最主要的就是保暖，特别是针对手、脚、耳朵、脸等部位的防护。休息睡觉时，也应注意保暖。

（2）给婴幼儿选择鞋子、袜子、手套、衣裤时，要注意不要太紧，不要影响手脚的血液循环，并且要有很好的透气性，否则汗液难以蒸发、衣物潮湿更容易引起冻疮。衣服弄湿时要及早换上干衣服。

（3）在天气特别寒冷时要减少婴幼儿每次户外活动的时间，要防止婴幼儿久站、久坐。如果长时间在户外，尽量停留在背风向阳的位置，要经常检查婴幼儿手脚、耳垂、面部是否冰凉，并适度揉搓寒冷部位，促进血液循环。

（4）在严寒时候外出时，棉鞋、手套、护耳的帽子围巾、保暖的口罩等是必不可少的，并注意携带伞具。

（5）尽量多吃些高热量的食物，可以起到御寒的作用；多喝热饮，有助保持体温。

（6）告诉孩子室外不要用裸露的身体部位或舌头直接接触水、冰、雪或金属。寒冷季节金属物体表面温度很低，热传导很快，手接触易于冻伤。

（7）婴幼儿的皮肤很嫩，易暴露的部位，如面、耳、手部应多涂搽润肤霜。

本章小结

本章内容为其他伤害预防与处理，主要介绍了婴幼儿常见动物（狗、猫、鼠和蛇）咬伤、中暑和冻伤的临床特点与表现、处理方法和预防措施。通过本章的学习，同学们可以了解婴幼儿常见动物咬伤、中暑和冻伤的特点，熟悉动物咬伤、中暑和冻伤的临床表现，掌握动物咬伤、中暑和冻伤的处理方法及预防措施。在遇到上述伤害时要能及时、有效地采取科学的处理方法来应对，尤其要避免采用一些日常生活中错误的处理方法，以免延误病情，甚至加重损害。

同步练习

一、不定项选择题

1. 被犬咬伤后，下列关于伤口处理的说法错误的是（　　）。

A. 及早彻底清洗，不包扎

B. 用肥皂水反复刷洗后包扎

C. 对出血不多的伤口，不要急于止血

D. 只要未伤及大血管，一般不包扎

2. 咬伤后创口剧痛难忍，出血不止，肢体肿胀，皮下出血、瘀斑，并可出现血疱、水疱，属于（　　）类蛇毒。

A. 神经毒　　B. 血液毒　　C. 混合毒　　D. 细胞毒

3. 热衰竭患者的体温正常或稍高，一般不超过（　　）℃。

A. 38　　B. 39　　C. 40　　D. 42

4. 关于中暑，下列说法错误的是（　　）。

A. 所有中暑患者都有发热　　B. 甲亢患者更易中暑

C. 热射病患者皮肤干燥无汗　　D. 热衰竭是因循环容量不足所致

5. 下列关于冻伤的预防措施的说法中，错误的是（　　）。

A. 防寒　　B. 防静

C. 暴露部位多涂油脂　　D. 多饮酒

6. 除了非特异性感染外，犬咬伤还可引起（　　）等特殊感染。

A. 狂犬病　　B. 出血热　　C. 破伤风　　D. 气性坏疽

7. 猫抓咬伤的临床表现有（　　）。

A. 红肿热痛　　B. 猫抓病　　C. 猫癣　　D. 淋巴管炎

8. 下列毒蛇中属于神经毒类的有（　　）。

A. 银环蛇　　B. 海蛇　　C. 竹叶青　　D. 眼镜蛇

9. 给中暑病人降温时，可用凉湿毛巾或冰袋冷敷（　　）。

A. 头部　　B. 手足　　C. 腋下　　D. 大腿根部

10. 下列关于冻伤的处理方法，正确的是（　　）。

A. 尽快脱离低温环境　　B. 给予温热饮料，以促进血液循环

C. 用雪按摩冻伤部位　　D. 用火炉或者散热器烘烤冻伤部位

二、判断题

1. 犬、猫、鼠都可以传播狂犬病。（　　）
2. 被猫狗等动物抓伤、咬伤，无论是否出血，都要及时注射狂犬病疫苗。（　　）
3. 在车窗留了缝隙的前提下，把婴幼儿留在停放好的车里是安全的。（　　）
4. 只要患者能耐受，冻伤复温时水温尽量高一点。（　　）
5. 冻疮是一种局部冻结性损伤。（　　）

三、简答题

1. 简述毒蛇咬伤现场自救七步法的内容。
2. 简述中暑的原因。
3. 简述冻伤的常见原因。

四、思考题

狂犬病死亡率接近100%，关键在于预防。而犬和猫是我国狂犬病的主要传染源。为了预防控制狂犬病的发生，我们应该如何文明饲养家犬、家猫？

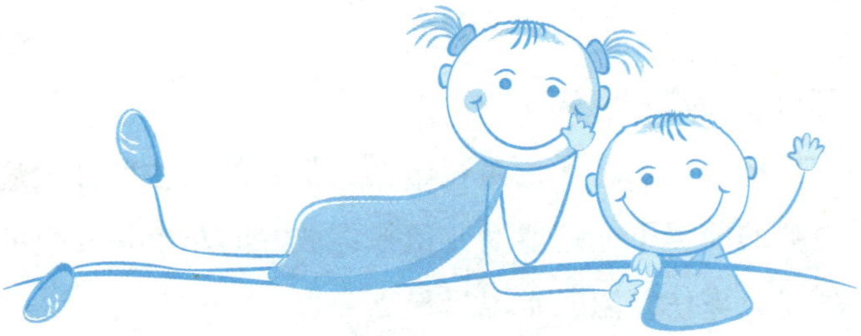

第十一章　托育机构安全事故处理

学习目标

知识目标

1. 了解安全事故的报告、调查、处理流程。
2. 了解托育机构安全物资的配置。
3. 了解突发事件应急预案的编制及常见事故的响应措施。

能力目标

1. 能够规范按照安全事故处理流程进行事故处理。
2. 能够按照相关规定进行器械、药品、相关物品等的配置。
3. 能够编制突发事件应急预案及妥善应对事故。

素养目标

1. 时刻保持安全至上、严谨规范的保教及管理意识。
2. 培养依法依规处理安全事件的行为习惯。
3. 深入学习贯彻党的二十大精神，牢固树立“人民至上、生命至上”理念，把保障婴幼儿安全、健康放在首要位置。

案例导入

某地一名3岁幼儿，因为在高温下被司机遗忘在校车内6小时导致昏迷，经抢救无效死亡。这起案件再次将人们的视线吸引到婴幼儿安全的问题上。而楼道踩踏、食物中毒、溺水身亡……这些安全事故每天都在吞噬着“祖国的花朵”。有人做过统计，光是由于校园内的安全事故而伤亡的学生，相当于全国每天至少“减少一个教学班”。近几年有关校园安全的数字呈上升趋势，全国校园安全形势不容乐观。因此提前做好预案、规范处理流程对减少事故发生至关重要。

问题：此案例发生的主要原因是什么？该如何预防此类伤害？

第一节　托育机构安全事故的处理流程

一、安全事故概述

（一）安全事故的定义

安全事故是指生产经营单位在生产经营活动（包括与生产经营有关的活动）中突然发生的，伤害人身安全和健康，或者损坏设备设施，或者造成经济损失，导致原生产经营活动（包括与生产经营有关的活动）暂时中止或永远终止的意外事件。

（二）安全事故的分类

1. 按照事故发生的行业和领域划分

按照事故发生的行业和领域，安全事故可分为以下几类：（1）工矿商贸企业生产安全事故；（2）火灾事故；（3）道路交通事故；（4）农机事故；（5）水上交通事故。

2. 按照事故发生的原因划分

按照事故发生的原因，安全事故可分为以下几类：物体打击事故、车辆伤害事故、机械伤害事故、起重伤害事故、触电事故、火灾事故、灼烫事故、淹溺事故、高处坠落事故、坍塌事故、冒顶片帮事故、透水事故、放炮事故、火药爆炸事故、瓦斯爆炸事故、锅炉爆炸事故、容器爆炸事故、其他爆炸事故、中毒和窒息事故、其他伤害事故等。

3. 按照事故的等级划分

《生产安全事故报告和调查处理条例》第三条规定，根据生产安全事故造成的人员伤亡或者直接经济损失，事故一般分为以下等级：

（1）特别重大事故，是指造成 30 人以上死亡，或者 100 人以上重伤，或者 1 亿元以上直接经济损失的事故；

（2）重大事故，是指造成 10 人以上 30 人以下死亡，或者 50 人以上 100 人以下重伤，或者 5 000 万元以上 1 亿元以下直接经济损失的事故；

（3）较大事故，是指造成 3 人以上 10 人以下死亡，或者 10 人以上 50 人以下重伤，或者 1 000 万元以上 5 000 万元以下直接经济损失的事故；

（4）一般事故，是指造成 3 人以下死亡，或 10 人以下重伤，或者 1 000 万元以下直接经济损失的事故。

国务院安全生产监督管理部门可以会同国务院有关部门，制定事故等级划分的补充性规定。前述条款所称的“以上”包括本数，所称的“以下”不包括本数。

二、安全事故的处理

（一）事故报告

1. 事故现场人员报告

事故发生后，事故现场有关人员应当立即向本单位负责人报告；单位负责人接到报告后，应当于 1 小时内向事故发生地县级以上人民政府安全生产监督管理部门和负有安全生产监督管理职责的有关部门报告。情况紧急时，事故现场有关人员可以直接向事故发生地县级以上人民政府安全生产监督管理部门和负有安全生产监督管理职责的有关部门报告。

2. 其他相关部门报告

安全生产监督管理部门和负有安全生产监督管理职责的有关部门接到事故报告后，应当依照下列规定上报事故情况，并通知公安机关、劳动保障行政部门、工会和人民检察院：

（1）特别重大事故、重大事故逐级上报至国务院安全生产监督管理部门和负有安全生产监督管理职责的有关部门；

（2）较大事故逐级上报至省、自治区、直辖市人民政府安全生产监督管理部门和负有安全生产监督管理职责的有关部门；

（3）一般事故上报至设区的市级人民政府安全生产监督管理部门和负有安全生产监督管理职责的有关部门。

安全生产监督管理部门和负有安全生产监督管理职责的有关部门依照上述规定上报事故情况，应当同时报告本级人民政府。国务院安全生产监督管理部门和负有安全生产监督管理职责的有关部门以及省级人民政府接到发生特别重大事故、重大事故的报告后，应当立即报告国务院。必要时，安全生产监督管理部门和负有安全生产监督管理职责的有关部门可以越级上报事故情况。安全生产监督管理部门和负有安全生产监督管理职责的有关部门逐级上报事故情况，每级上报的时间不得超过 2 小时。

3. 报告内容

（1）事故发生单位概况；

（2）事故发生的时间、地点以及事故现场情况；

（3）事故的简要经过；

（4）事故已经造成或者可能造成的伤亡人数（包括下落不明的人数）和初步估计的直接经济损失；

（5）已经采取的措施；

（6）其他应当报告的情况。

4. 新情况的补报

自事故发生之日起 30 日内，事故造成的伤亡人数发生变化的，应当及时补报。道路交通事故、火灾事故自发生之日起 7 日内，事故造成的伤亡人数发生变化的，应当及时补报。

5. 报告后续

（1）事故发生单位负责人接到事故报告后，应当立即启动事故相应应急预案，或者采取有效措施，组织抢救，防止事故扩大，减少人员伤亡和财产损失。

（2）事故发生地有关地方人民政府、安全生产监督管理部门和负有安全生产监督管理职责的有关部门接到事故报告后，其负责人应当立即赶赴事故现场，组织事故救援。

（3）事故发生后，有关单位和人员应当妥善保护事故现场以及相关证据，任何单位和个人不得破坏事故现场、毁灭相关证据。因抢救人员、防止事故扩大以及疏通交通等原因，需要移动事故现场物件的，应当做出标志，绘制现场简图并做出书面记录，妥善保存现场重要痕迹、物证。

（4）事故发生地公安机关根据事故的情况，对涉嫌犯罪的，应当依法立案侦查，采取强制措施和侦查措施。犯罪嫌疑人逃匿的，公安机关应当迅速追捕归案。

（5）安全生产监督管理部门和负有安全生产监督管理职责的有关部门应当建立值班制度，并向社会公布值班电话，受理事故报告和举报。

（二）事故调查

1. 调查主体

特别重大事故由国务院或者国务院授权有关部门组织事故调查组进行调查。

重大事故、较大事故、一般事故分别由事故发生地省级人民政府、设区的市级人民政府、县级人民政府负责调查。省级人民政府、设区的市级人民政府、县级人民政府可以直接组织事故调查组进行调查，也可以授权或者委托有关部门组织事故调查组进行调查。

未造成人员伤亡的一般事故，县级人民政府也可以委托事故发生单位组织事故调查组进行调查。上级人民政府认为必要时，可以调查由下级人民政府负责调查的事故。自事故发生之日起30日内（道路交通事故、火灾事故自发生之日起7日内），因事故伤亡人数变化导致事故等级发生变化，依照规定应当由上级人民政府负责调查的，上级人民政府可以另行组织事故调查组进行调查。特别重大事故以下等级事故，事故发生地与事故发生单位不在同一个县级以上行政区域的，由事故发生地人民政府负责调查，事故发生单位所在地人民政府应当派人参加。

2. 调查原则

事故调查组的组成应当遵循精简、效能的原则。根据事故的具体情况，事故调查组由有关人民政府、安全生产监督管理部门、负有安全生产监督管理职责的有关部门、监察机关、公安机关以及工会派人组成，并应当邀请人民检察院派人参加。

事故调查组可以聘请有关专家参与调查，事故调查组成员应当具有事故调查所需要的知识和专长，并与所调查的事故没有直接利害关系，事故调查组组长由负责事故调查的人民政府指定。事故调查组组长主持事故调查组的工作。

3. 调查组职责

（1）查明事故发生的经过、原因、人员伤亡情况及直接经济损失；

（2）认定事故的性质和事故责任；

（3）提出对事故责任者的处理建议；

（4）总结事故教训，提出防范和整改措施；

（5）提交事故调查报告。

4. 调查权责

事故调查组成员在事故调查工作中应当诚信公正、恪尽职守，遵守事故调查组的纪律，保守事故调查的秘密。事故调查组有权向有关单位和个人了解与事故有关的情况，并要求其提供相关文件、资料，有关单位和个人不得拒绝。事故调查中发现涉嫌犯罪的，事故调查组应当及时将有关材料或者其复印件移交司法机关。处理事故调查中需要进行技术鉴定的，事故调查组应当委托具有国家规定资质的单位进行技术鉴定。必要时，事故调查组可以直接组织专家进行技术鉴定，技术鉴定所需时间不计入事故调查期限。未经事故调查组组长允许，事故调查组成员不得擅自发布有关事故的信息。事故发生单位的负责人和有关人员在事故调查期间不得擅离职守，并应当随时接受事故调查组的询问，如实提供有关情况。

5. 调查报告

事故调查组应当自事故发生之日起60日内提交事故调查报告；特殊情况下，经负责事故调查的人民政府批准，提交事故调查报告的期限可以适当延长，但延长的期限最长不超过60日。事故调查报告应当包括下列内容：

（1）事故发生单位概况；

（2）事故发生经过和事故救援情况；

（3）事故造成的人员伤亡和直接经济损失；

（4）事故发生的原因和事故性质；

（5）事故责任的认定以及对事故责任者的处理建议；

（6）事故防范和整改措施。

事故调查报告应当附具有关证据材料，事故调查组成员应当在事故调查报告上签名。事故调查报告报送负责事故调查的人民政府后，事故调查工作即告结束。事故调查的有关资料应当归档保存。

（三）事故处理

1. 事故处罚

重大事故、较大事故、一般事故，负责事故调查的人民政府应当自收到事故调查报告之日起15日内做出批复；特别重大事故，30日内做出批复，特殊情况下，批复时间可以适当延长，但延长的时间最长不超过30日。

有关机关应当按照人民政府的批复，依照法律、行政法规规定的权限和程序，对事故发生单位和有关人员进行行政处罚，对负有事故责任的国家工作人员进行处分。事故发生单位应当按照负责事故调查的人民政府的批复，对本单位负有事故责任的人员进行处理。负有事故责任的人员涉嫌犯罪的，依法追究刑事责任。

2. 事故总结

事故发生单位应当认真吸取事故教训，落实防范和整改措施，防止事故再次发生。防范和整改措施的落实情况应当接受工会和职工的监督。安全生产监督管理部门和负有安全生产监督管理职责的有关部门应当对事故发生单位落实防范和整改措施的情况进行监督检查。事故处理的情况由负责事故调查的人民政府或者其授权的有关部门、机构向社会公布，依法应当保密的除外。

（四）法律责任

1. 事故发生单位主要负责人

事故发生单位主要负责人有下列行为之一的，处上一年年收入 40% 至 80% 的罚款；属于国家工作人员的，并依法给予处分；构成犯罪的，依法追究刑事责任：

（1）不立即组织事故抢救的；

（2）迟报或者漏报事故的；

（3）在事故调查处理期间擅离职守的。

2. 事故发生单位及其有关人员

事故发生单位及其有关人员有下列行为之一的，对事故发生单位处 100 万元以上 500 万元以下的罚款；对主要负责人、直接负责的主管人员和其他直接责任人员处上一年年收入 60% 至 100% 的罚款；属于国家工作人员的，并依法给予处分；构成违反治安管理行为的，由公安机关依法给予治安管理处罚；构成犯罪的，依法追究刑事责任：

（1）谎报或者瞒报事故的；

（2）伪造或者故意破坏事故现场的；

（3）转移、隐匿资金、财产，或者销毁有关证据、资料的；

（4）拒绝接受调查或者拒绝提供有关情况和资料的；

（5）在事故调查中做伪证或者指使他人做伪证的；

（6）事故发生后逃匿的。

事故发生单位对事故发生负有责任的，依照下列规定处以罚款：

（1）发生一般事故的，处 10 万元以上 20 万元以下的罚款；

（2）发生较大事故的，处 20 万元以上 50 万元以下的罚款；

（3）发生重大事故的，处 50 万元以上 200 万元以下的罚款；

（4）发生特别重大事故的，处 200 万元以上 500 万元以下的罚款。

事故发生单位主要负责人未依法履行安全生产管理职责，导致事故发生的，依照下列规定处以罚款；属于国家工作人员的，并依法给予处分；构成犯罪的，依法追究刑事责任：

（1）发生一般事故的，处上一年年收入 30% 的罚款；

（2）发生较大事故的，处上一年年收入 40% 的罚款；

（3）发生重大事故的，处上一年年收入 60% 的罚款；

（4）发生特别重大事故的，处上一年年收入 80% 的罚款。

事故发生单位对事故发生负有责任的，由有关部门依法暂扣或者吊销其有关证照；对事故发生单位负有事故责任的有关人员，依法暂停或者撤销其与安全生产有关的执业资格、岗位证书；事故发生单位主要负责人受到刑事处罚或者撤职处分的，自刑罚执行完毕或者受处分之日起，5 年内不得担任任何生产经营单位的主要负责人。

3. 参与调查人员

参与事故调查的人员在事故调查中有下列行为之一的，依法给予处分；构成犯罪的，依法追究刑事责任：

（1）对事故调查工作不负责任，致使事故调查工作有重大疏漏的；

（2）包庇、袒护负有事故责任的人员或者借机打击报复的。

为发生事故的单位提供虚假证明的中介机构，由有关部门依法暂扣或者吊销其有关证照及其相关人员的执业资格；构成犯罪的，依法追究刑事责任。

4. 其他相关部门及单位

有关地方人民政府、安全生产监督管理部门和负有安全生产监督管理职责的有关部门有下列行为之一的，对直接负责的主管人员和其他直接责任人员依法给予处分；构成犯罪的，依法追究刑事责任：

（1）不立即组织事故抢救的；

（2）迟报、漏报、谎报或者瞒报事故的；

（3）阻碍、干涉事故调查工作的；

（4）在事故调查中做伪证或者指使他人作伪证的。

有关地方人民政府或者有关部门故意拖延或者拒绝落实经批复的对事故责任人的处理意见的，由监察机关对有关责任人员依法给予处分。《生产安全事故报告和调查处理条例》规定的罚款的行政处罚，由安全生产监督管理部门决定。法律、行政法规对行政处罚的种类、幅度和决定机关另有规定的，依照其规定。

三、托育机构安全事故处理流程

（一）一般事故处理流程

托育机构的一般事故处理流程如图 11-1 所示。

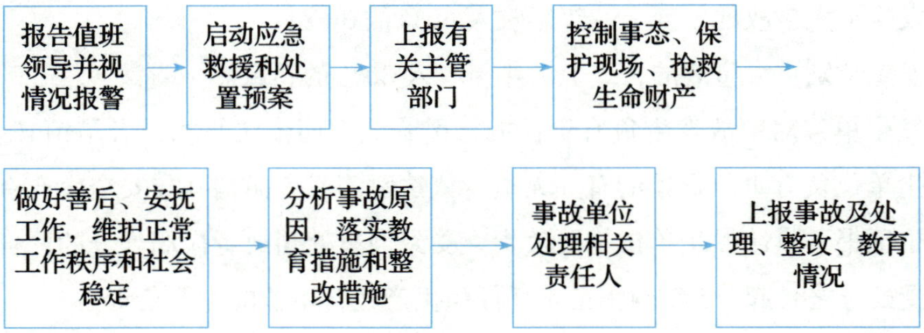

图 11-1　托育机构的一般事故处理流程

（二）责任事故处理流程

托育机构的责任事故处理流程如图 11-2 所示。

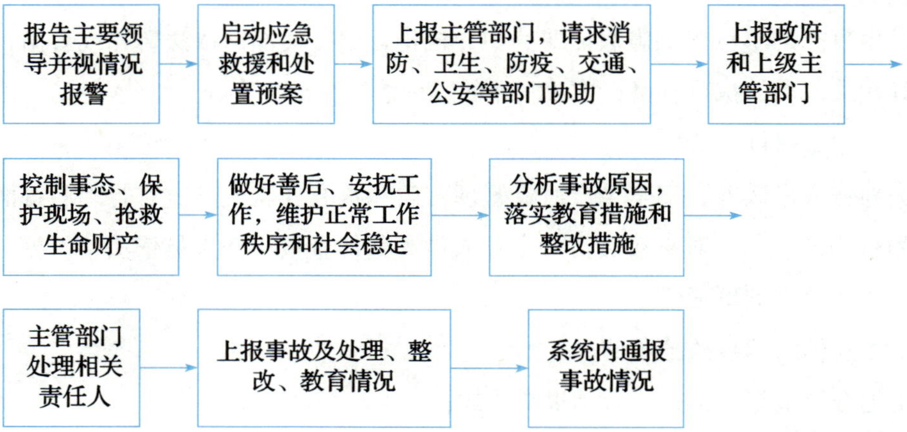

图 11-2　托育机构的责任事故处理流程

（三）特大事故处理流程

托育机构的特大事故处理流程如图 11-3 所示。

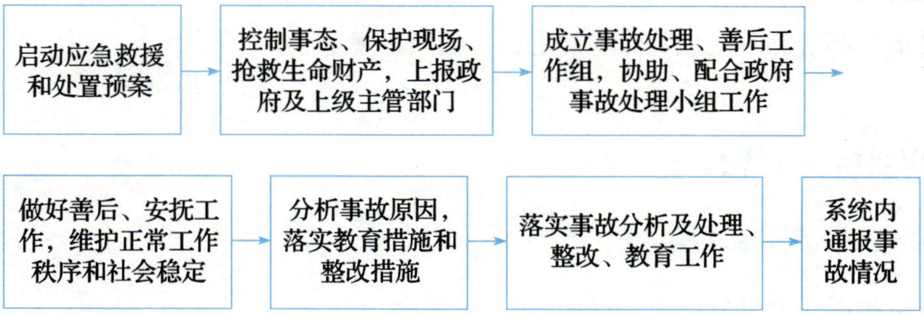

图 11-3　托育机构的特大事故处理流程

第二节　托育机构急救物资的配置

一、《母婴保健服务场所通用要求》的规定

中华人民共和国国家标准《母婴保健服务场所通用要求》(GB/T 33855—2017)对托育机构的场所、基础设施、环境卫生提出了明确要求。

(一)机构基本要求

(1)机构应具有法人资格，且机构及其经营场所应具备合法、有效的经营资质，经营范围应符合国家有关规定。

(2)机构应建立可体现管理活动的组织结构图，明确各项活动的管理职责。

(3)机构应对服务做出公开承诺，不应进行虚假宣传，误导顾客。

(4)机构应建立风险管控方案，内容至少应涵盖：可能的风险、防范的措施、出现异常的处理、保证顾客有效识别的措施，并应定期演练。

(5)对于提供住宿的机构及其服务场所，应实施24小时值班制，以确保服务安全。

(6)机构应加强对外合作的管理，制定文件化规定，定期监督工作，保存相关记录。

(二)机构基础设施

(1)机构及其经营场所应提供能满足母婴保健服务的设备设施。

(2)经营场所应划分接待区、服务区、卫生区、配餐区(适用时)等功能区域，不同功能区域应标识明确。

(3)经营场所结构与布局应符合消防要求且配备必要的消防设备。

(4)经营场所应配备必要的用于公共区域监控的设备设施。

(5)经营场所应有备用照明设备或光源。

(6)机构应配备专业维护人员，并按照要求维护保养相关设备设施。

(7)机构及其经营场所应规定用品器具管理要求。

(8)用品器具应符合相关国家标准、行业标准要求，不应使用假冒伪劣产品。

(9)用品器具应标识、定期检查；用品器具应清洁和消毒，并保存相关记录。

(10)经营场所应对已消毒未使用，回收后可循环使用及使用后废弃的用品器具隔离存放并标识。

(11)机构应配备专业维护人员定期维护保养用品器具，确保状态良好。

（三）机构环境卫生

（1）机构应制定文件化管理规定，对服务场所环境卫生进行管理。

（2）经营场所周边 50 米内，应无射线、噪声、粉尘、强光等污染源。

（3）经营场内、外环境应整洁、美观，室内空气应保持流通、无异味。

（4）应对场所的卫生消毒进行严格管理，防止交叉感染，并保留记录。

（5）经营场所内宜设置专供顾客使用的独立卫生间，并保持清洁。

（6）经营场所应有消毒间或消毒区域或配备相应的消毒设备，消毒间地面应清洁、干燥，通风换气良好，无杂物存放。

（7）经营场所应设置醒目的禁止吸烟警语和标识。

二、《托育机构设置标准（试行）》的要求

（1）托育机构应当有自有场地或租赁期不少于 3 年的场地。

（2）托育机构的场地应当选择自然条件良好、交通便利、符合卫生和环保要求的建设用地，远离对婴幼儿成长有危害的建筑、设施及污染源，满足抗震、防火、疏散等要求。

（3）托育机构的建筑应当符合有关工程建设国家标准、行业标准，设置符合标准要求的生活用房，根据需要设置服务管理用房和供应用房。

（4）托育机构的房屋装修、设施设备、装饰材料等，应当符合国家相关安全质量标准和环保标准，并定期进行检查维护。

（5）托育机构应当配备符合婴幼儿月龄特点的家具、用具、玩具、图书和游戏材料等，并符合国家相关安全质量标准和环保标准。

（6）托育机构应当设有室外活动场地，配备适宜的游戏设施，且有相应的安全防护设施。在保障安全的前提下，可利用附近的公共场地和设施。

（7）托育机构应当设置符合标准要求的安全防护设施设备。

三、《托育机构管理规范（试行）》的要求

（1）托育机构应当落实安全管理主体责任，建立健全安全防护措施和检查制度，配备必要的安保人员和物防、技防设施。

（2）托育机构应当建立完善的婴幼儿接送制度，婴幼儿应当由婴幼儿监护人或其委托的成年人接送。

（3）托育机构应当制定重大自然灾害、传染病、食物中毒、踩踏、火灾、暴力等突发事件的应急预案，定期对工作人员进行安全教育和突发事件应急处理能力培训。托育

机构应当明确专兼职消防安全管理人员及管理职责，加强消防设施维护管理，确保用火用电用气安全。托育机构工作人员应当掌握急救的基本技能和防范、避险、逃生、自救的基本方法，在紧急情况下必须优先保障婴幼儿的安全。

（4）托育机构应当建立照护服务、安全保卫等监控体系。监控报警系统确保 24 小时设防，婴幼儿生活和活动区域应当全覆盖。监控录像资料保存期不少于 90 日。

四、《托育机构婴幼儿伤害预防指南（试行）》的建议

（1）消毒物品：碘伏或碘伏棉签，酒精或酒精棉片，生理盐水或生理盐水湿巾、消毒湿巾。

（2）包扎固定物品：纱布绷带，医用胶带，三角巾，有条件可配备自粘绷带、止血带、网状弹力绷带、不同型号夹板等。

（3）敷料：医用无菌纱布（大方纱、小方纱）、创可贴、干净方巾、棉签。

（4）器械：医用剪刀、镊子、体温计、一次性无菌手套、安全别针。

（5）常用药：退热药、抗生素软膏、补液盐、抗过敏药。

（6）其他：手电筒、急救手册、急救电话卡、紧急联系卡、急救毯、冰袋、退热贴；有条件可配备转运婴幼儿用的担架或平板。

五、托育机构安全物资配置参考

（一）急救物资配置

为满足托育机构日常急救需要，根据伤害性质、园区环境、地理条件、急救条件、婴儿常见突发疾病等因素，为机构配备常用急救物资，详见表 11-1。

表 11-1　急救物资配置表

品名	规格
医用双氧水	100ml/ 瓶
医用碘酊	100ml/ 瓶
一次性医用酒精棉片	100 片 / 盒
医药棉棒	100 支 / 盒
医用纱布片	7.5cm × 7.5cm
医用弹性绷带	
创可贴	100 片 / 包，苯扎氯铵
医用胶带	500cm/ 卷

续表

品名	规格
高分子急救夹板	
烫伤膏	
云南白药气雾剂	60g+50g
医用一次性冷敷袋	Ⅲ型 230mm × 210mm　4 贴 / 盒
风油精	9ml/ 瓶
龙虎人丹	60 粒 / 盒
藿香正气水	10ml/ 支 × 10 支
剪刀	
手电筒	
镊子	
安全别针	
医用胶带	500cm/ 卷

（二）应急物资配置

应急物资是突发事故应急救援和处置的重要物资支撑，品种主要包括：防汛、火灾、食物中毒、中暑药品、应急抢险类及其他，可参照表 11-2 进行准备。

表 11-2　应急物资配置表

名称	规格	名称	规格
灭火器		水鞋	43#
小太阳灯		消防服	180LX
警戒灯		强力剪刀	1.2m
防爆应急灯		消防斧	1.2m
手提式充电手电	LED	消防钳（便携）	30 × 10cm
防毒面具		消防斧（便携）	30 × 15cm
氧气面罩		防水帆布沙袋	20 × 60cm
防水电线	2.5 × 3m	吸油沙	5kg
铁丝	8#	遮挡布	3 × 2m
救生绳	16mm	担架	190 × 60cm
麻绳	18mm	拐杖	
安全带		轮椅	

续表

名称	规格	名称	规格
安全警示带	警戒专用	工具车	
喊话喇叭		吸尘吸水机	
疏散指示棒	60cm	接水漏斗	2×1.5m
工作手套（绝缘）		大水桶	高 0.8m，直径 0.6m
雨衣	180LX	安全帽	

（三）防控物资配置

当前，新冠疫情防控工作形势依然严峻，常态防控将会成为未来一段时间都需坚持的工作，托育机构在新冠防控及其他传染性疾病防控方面可参照表 11–3 进行物资配置。

表 11–3　防控物资配置表

物品类型	名称
体温监测用品	手持红外体温仪
	水银温度计
个人防护物品	医用外科口罩
	一次性医用口罩
	一次性普通口罩
	棉纱口罩
	长袖橡胶手套
	乳胶手套
	一次性手套
	工作服
	鞋套
校医室防护用品	医用防护服
	N95 医用防护口罩
	护目镜
	隔离衣
	水鞋
	一次性帽子
	医疗垃圾袋
	医疗垃圾桶

续表

物品类型	名称
空气消毒用品	移动式紫外线消毒灯车
	悬挂紫外线消毒灯
	气溶胶喷雾器（高配）
	二氧化氯消毒液
表面消毒用品	消毒粉
	含氯消毒粉
	84 消毒液
	75 度医用酒精（500ml）
	常量喷雾器
呕吐物、排泄物消毒用品	固体过氧乙酸呕吐应急处置包
手消毒用品	碘伏
	含酒精成分免洗洗手液
	普通洗手液
鞋消毒用品	消毒踩垫

第三节　托育机构突发事件的应急预案

一、应急预案概述

（一）应急预案的定义

党的二十大报告指出，“坚持安全第一、预防为主，建立大安全大应急框架，完善公共安全体系，推动公共安全治理模式向事前预防转型。推进安全生产风险专项整治，加强重点行业、重点领域安全监管。提高防灾减灾救灾和重大突发公共事件处置保障能力，加强国家区域应急力量建设。”强调了提高公共安全治理水平的重要性。应急预案指对突发公共事件如自然灾害、重特大事故、环境公害及人为破坏的应急管理、指挥、救援计划等。它一般建立在综合防灾规划的基础上。其几大重要子系统为：完善的应急组织管理指挥系统；强有力的应急工程救援保障体系；综合协调、应对自如的相互支持系统；充分备灾的保障供应体系；体现综合救援的应急队伍；等等。

（二）突发公共事件的分类与处置原则

1. 突发公共事件的分类

根据《国家突发公共事件总体应急预案》的规定，突发公共事件是指突然发生，造成或者可能造成重大人员伤亡、财产损失、生态环境破坏和严重社会危害，危及公共安全的紧急事件，一般分为四级：Ⅰ级（特别重大）、Ⅱ级（重大）、Ⅲ级（较大）和Ⅳ级（一般），依次用红色、橙色、黄色和蓝色表示。突发公共事件主要分为以下四类：

（1）自然灾害。主要包括水旱灾害、气象灾害、地震灾害、地质灾害、海洋灾害、生物灾害和森林草原火灾等。

（2）事故灾难。主要包括工矿商贸等企业的各类安全事故、交通运输事故、公共设施和设备事故、环境污染和生态破坏事件等。

（3）公共卫生事件。主要包括传染病疫情、群体性不明原因疾病、食品安全和职业危害、动物疫情，以及其他严重影响公众健康和生命安全的事件。

（4）社会安全事件。主要包括恐怖袭击事件、经济安全事件和涉外突发事件等。

2. 突发公共事件的处置原则

（1）以人为本，减少危害。切实履行政府的社会管理和公共服务职能，把保障公众健康和生命财产安全作为首要任务，最大限度地减少突发公共事件及其造成的人员伤亡和危害。

（2）居安思危，预防为主。高度重视公共安全工作，常抓不懈，防患于未然。增强忧患意识，坚持预防与应急相结合，常态与非常态相结合，做好应对突发公共事件的各项准备工作。

（3）统一领导，分级负责。在党中央、国务院的统一领导下，建立健全分类管理、分级负责，条块结合、属地管理为主的应急管理体制，在各级党委领导下，实行行政领导责任制，充分发挥专业应急指挥机构的作用。

（4）依法规范，加强管理。依据有关法律和行政法规，加强应急管理，维护公众的合法权益，使应对突发公共事件的工作规范化、制度化、法制化。

（5）快速反应，协同应对。加强以属地管理为主的应急处置队伍建设，建立联动协调制度，充分动员和发挥乡镇、社区、企事业单位、社会团体和志愿者队伍的作用，依靠公众力量，形成统一指挥、反应灵敏、功能齐全、协调有序、运转高效的应急管理机制。

（6）依靠科技，提高素质。加强公共安全科学研究和技术开发，采用先进的监测、预测、预警、预防和应急处置技术及设施，充分发挥专家队伍和专业人员的作用，提高应对突发公共事件的科技水平和指挥能力，避免发生次生、衍生事件；加强宣传和培训教育工作，提高公众自救、互救和应对各类突发公共事件的综合素质。

（三）应急预案的制定

1. 组织机构设置

突发公共事件现场指挥部下设警戒维护组、紧急抢救组、信息联络组、后勤保障组、善后处理组、预备机动组。

（1）现场指挥部：及时向总指挥部报告事故发生的态势及救援情况，提出处置意见，执行总指挥的决策、指令和命令，指挥现场处置；采取措施控制事件或险情的进一步蔓延、扩大；调配现场处置力量和救护装备物资，组织抢救伤员，实施现场救护；具体负责善后处理工作。

（2）警戒维护组：由指挥部指令事故发生年级的有关人员组成，主动或配合做好现场保护、危险区人员撤离、维护现场秩序、劝说围观群众离开事发现场等。

（3）紧急抢救组：由指挥部指令事故发生年级的有关人员组成，其职能主要是开展现场施救。

（4）信息联络组：由指挥部指令局机关、事故发生年级的有关人员组成，保持与上级及相关部门的联系，保持信息畅通，及时、正确地向上级汇报事态发展的情况，向相关部门通报有关信息。必要时向有关部门发出紧急呼救求援。

（5）后勤保障组：由指挥部指令事故发生年级的有关人员组成，负责现场施救人员及其他有关人员的食宿安排，组织救援物资，协助做好救援工作。

（6）善后处理组：由指挥部指令成员及事故发生年级的有关人员组成，做好劝解、安抚、慰问等工作，妥善处理善后事件，消除不稳定因素。

（7）预备机动组：由指挥部临时确定，随时听候总指挥的调动、使用。

2. 预警

预警信息包括突发公共事件的类别、预警级别、起始时间、可能影响范围、警示事项、应采取的措施和发布机关等。预警信息的发布、调整和解除可通过广播、电视、报刊、通信、信息网络、警报器、宣传车或组织人员逐户通知等方式进行，对老、幼、病、残、孕等特殊人群以及机构等特殊场所和警报盲区应当采取有针对性的公告方式。

3. 应急处置

（1）信息报告：遵循“迅速、准确、直报、续报”原则，特别重大或者重大突发公共事件发生后，各地区、各部门要立即报告，最迟不得超过 4 小时，同时通报有关地区和部门。应急处置过程中，要及时续报有关情况。信息报告的流程及内容如表 11-4 所示。

表 11-4　信息报告的流程及内容

报告分类	报告流程	报告内容
初次报告	各级各类机构发生事故灾难突发公共事件后，应在第一时间（事发 2 小时内）将事件初步情况报告上级教育行政部门和当地党委、政府。重大、特别重大事故灾难突发公共事件发生后，必要时机构或省级以下教育行政部门可以越级报送	事件发生时间、地点、规模、破坏程度、伤亡人数、可控程度、发展趋势、事件的初步性质和事故可能原因等
过程报告	重大、特别重大突发事件处置过程中，机构应每天将事件发展情况报告上级教育行政部门，省级及以下教育行政部门要逐级每日报告上级教育行政部门直至教育部应急处置工作组。较大事件（Ⅲ级）和一般事件（Ⅳ级）突发事件处置过程中，机构应及时将事件发展情况报告上级教育行政部门，省级及以下教育行政部门要逐级报告上级教育行政部门直至教育部应急处置工作组	事件发展状态、控制情况、伤情变化、事故分析、性质判断、采取措施、下一步处置安排等
结果报告	事件结束后，应将事件处理结果逐级报告上级教育行政部门直至教育部应急处置工作组	处理结果、影响程度、责任追究、整改情况、公众及媒体各方面的反应等

（2）先期处置：突发公共事件发生后，事发地的省级人民政府或者国务院有关部门在报告特别重大、重大突发公共事件信息的同时，要根据职责和规定的权限启动相关应急预案，及时、有效地进行处置，控制事态。在境外发生涉及中国公民和机构的突发事件，我驻外使领馆、国务院有关部门和有关地方人民政府要采取措施控制事态发展，组织开展应急救援工作。

（3）应急响应：对于先期处置未能有效控制事态的特别重大突发公共事件，要及时启动相关预案，由国务院相关应急指挥机构或国务院工作组统一指挥或指导有关地区、部门开展处置工作，现场应急指挥机构负责现场的应急处置工作。

（4）应急结束：特别重大突发公共事件应急处置工作结束，或者相关危险因素消除后，现场应急指挥机构予以撤销。

4. 恢复与重建

（1）善后处置：要积极稳妥、深入细致地做好善后处置工作。对突发公共事件中的伤亡人员、应急处置工作人员，以及紧急调集、征用有关单位及个人的物资，要按照规定给予抚恤、补助或补偿，并提供心理及司法援助。有关部门要做好疫病防治和环境污染消除工作。保险监管机构督促有关保险机构及时做好有关单位和个人损失的理赔工作。

（2）调查与评估：要对特别重大突发公共事件的起因、性质、影响、责任、经验教训和恢复重建等问题进行调查评估。

（3）恢复重建：根据受灾地区恢复重建计划组织实施恢复重建工作。

（4）信息发布：突发公共事件的信息发布应当及时、准确、客观、全面。事件发生后要第一时间向社会发布简要信息，随后发布初步核实情况、政府应对措施和公众防范措施等，并根据事件处置情况做好后续发布工作。信息发布形式主要包括授权发布、散发新闻稿、组织报道、接受记者采访、举行新闻发布会等。

二、常见事故灾难应急响应措施

根据《教育系统事故灾难类突发公共事件应急预案》，对常见事故应急预案做如下建议。

（一）火灾事故

1. 报警、报告

机构一旦发生火险，应在第一时间扑救。如果火势失控，要指派专人向 119、110 报警，并告知发生火灾的位置、燃烧物种类、被困人员情况。立即启动机构火灾应急预案，并在第一时间内向上级教育行政部门和当地党委、政府报告。

2. 应对措施

（1）现场教师或工作人员的主要工作。

1）第一个发现起火的人是火灾现场第一目击者，要立即采取措施，扑灭初起火险。

2）在火险无法扑灭且有失控趋势时，立即撤离并以呼喊的方式向周围的人报告火警。

3）听到火警后所有人员应该立即进入紧急状态，教室、实验室、图书馆等师生聚集场所的教师或工作人员立即组织师生进行快速有序疏散。

4）听到火警但未在师生聚集地的教师或工作人员应迅速到达通道、楼梯间、通道口等重要地点进行疏散保护。

5）在火灾现场的负责人要统一指挥，果断命令距离火场最近的人员首先撤离，其余人员依次疏散。

6）将全体师生疏散到室外安全地点并立即清点人数。

7）在确保安全的前提下指派专人断后清场，并确认人员全部撤出。

（2）校领导主要工作。

1）组织人员进行自救：在确保安全的前提下，组织一部分人员（机构教职工）用灭火器、消防栓灭火；另一部分人抢搬较重要的物资和档案、材料等。当火势无法控制且可能威胁在场人员的安全时，要果断决定放弃自救，命令所有人员撤离火场。

2）指派专人迎候消防员，并告知火灾位置、燃烧物种类、被困人员情况。

3）指派专人切断电源、气源，关闭供油设备。如果火灾发生在夜间，应坚持到人员全部撤离以后再切断电源为宜。

4）指派专人（校医、卫生教师）负责现场抢救，如发现有人受伤，马上实施常规救助，并立即通知急救中心救援。

3. 善后工作

（1）保护现场，配合消防、行政部门开展调查。

（2）根据调查结果确定整改方案，追查责任。

（3）对受伤人员进行抚慰。

（4）尽快组织力量修缮过火房间，重新配置教学设备。

（5）恢复教育教学正常状态。

（6）配合相关部门进行事故调查，如实提供火灾情况。

（7）做好火灾伤亡人员及其亲属的安排、善后事宜。

（8）调查结束后，组织单位总结事故教训，改进消防安全管理，加强日常演练。

（二）交通事故

1. 报警、报告

现场人员立即报警（122、110、119），并向急救中心求救（120），以防延误救助时间。机构领导如在现场要迅速报告上级教育行政部门，如不在现场，在向上级报告的同时，要迅速赶到现场。

2. 应对措施

（1）事故现场的领导或教师要维持现场秩序、保护好事故现场，记录肇事车辆车牌号码，等待交管部门处理。有效控制肇事人，如发现肇事车辆已逃逸，可向事发现场的人员了解车辆号码、颜色、车型等信息，以便于交管部门调查。按要求放置警示标志，防止过往车辆造成二次事故。

（2）如有伤员，应组织人员（校医、卫生教师）对重伤员进行抢救，嘱咐其他受伤人员在原地不动，等待专业人员救援，并以最快速度将全体事故人员送往医院进行全面检查，确保不发生漏诊。

（3）机构接到事故通知后，应立即组织相关人员赶赴事故现场配合公安、急救部门进行救护。

3. 善后工作

（1）通知家长到校（或医院），准备好接待室，接待家长。

（2）组织教职工做好其他学生的心理疏导工作，维护机构正常的教学秩序。

（3）成立相应工作小组，在上级部门领导下组织相关人员协助交管部门做好事故调查处理工作，做好伤亡学生家长抚慰、保险理赔等工作。

（三）水面冰面溺水事故

1. 报警、报告

当得知学生发生溺水的消息后，立即启动应急预案。机构要立刻拨打110和120，请求警务人员和医务人员迅速赶赴现场救助。在组织营救或拨打求助电话的同时，第一时间将事故情况报告上级教育行政部门。

2. 应对措施

（1）在现场的机构领导或教师要快速了解落水的准确地点与基本情况，迅速组织现场有经验的成年人开展救助工作，抢救落水者。

（2）机构领导和有关部门的负责同志要迅速赶赴现场，与有关部门通力配合，迅速抢救。

（3）当把溺水者打捞上岸后，应先清除口腔鼻孔里的淤泥，再进行抢救。对心跳、呼吸停止者，应及时实施心肺复苏术，尽快恢复其正常的心跳与呼吸。进行初步的现场救助后，应该快速将溺水者送医院进一步救治。

3. 善后工作

（1）联系出事学生家长，做好溺水死亡学生家长抚慰工作，协助做好保险理赔工作。

（2）协助有关部门做好事故调查工作。

（3）进一步加强学生防溺水教育。进一步完善应急预案，临近湖面水面的机构，应事先落实救援部门，配备专用救援设备。

（四）拥挤踩踏事故

1. 报警、报告

踩踏事故发生后，机构要立即启动拥挤踩踏事故应急预案，迅速拨打120、110，抢救受伤人员。在第一时间向上级教育部门和当地政府报告。

2. 应对措施

机构要采用一切有效手段将学生尽快疏散到安全地点，禁止无关人员滞留现场，防止有人故意制造恐慌气氛，避免再次发生事故。

在专业医务人员到达之前，机构应指派专人（校医、卫生教师）对伤员采取必要的救助措施，为救治伤者赢得时间。

（1）大量出血不止的处置。受伤者伤及较大的动、静脉血管，流血不止时，必须立刻采取止血措施。常见的止血方法有加压包扎止血法和指压止血法。加压包扎止血法即用干净、消毒的厚纱布覆盖在伤口上，用手直接在敷料上施压，然后用绷带、三角巾缠绕住纱布，以便持续止血。按压止血法即用手指压住出血伤口的上方（近心端），阻断血流，达到止血目的。

（2）发生骨折的处置。发生骨折后，应设法固定骨折部位，防止发生位移。固定时应针对骨折部位采取不同的方式，可用木板、木棍加捆绑的方式固定骨折部位。受伤者发生骨折无大量出血，且事故发生地离医院较近时，可让受伤者原地不动，等待医生救助。

（3）呼吸与心跳停止的处置。对呼吸与心跳停止的伤者，应采取人工呼吸与胸外心脏按压的办法进行抢救，但实施人工心肺复苏术的救治者必须是接受过专门训练或掌握基本技能的人员。

3. 善后工作

（1）机构要及时向上级教育行政部门报告事故的最新情况，特别是学生伤亡的情况。

（2）清理校舍，整合机构资源，在最短的时间内恢复机构正常秩序。

（3）组织人员到医院看望受伤学生，协助有关部门处理好治疗、康复和医疗费等敏感问题。

（4）认真接待好家长，稳定家长情绪，做好伤亡者家属的抚慰工作，协助做好保险理赔工作。

（5）对学生进行心理辅导，消除事件对学生心理的负面影响。

（6）配合相关部门做好事故调查和善后处理工作。

（7）进一步完善教师在学生集中上下楼梯时的值班制度。

（五）建筑物倒塌事故

1. 报警、报告

当机构发生房屋、围墙、厕所等建筑物倒塌事故时，要根据灾情立即启动应急预案，拨打 120、119，同时向上级教育行政部门报告，机构有关领导和有关部门的负责同志要在第一时间赶赴现场，全面指挥救援工作。

2. 应对措施

（1）组织教师带领所在班级学生，在第一时间迅速有序地撤离到安全地带。

（2）如来不及撤离，教师应组织学生迅速躲避到安全位置，等待时机迅速转移到安全地带。

（3）迅速采取切断煤气、电源等有效措施，防止其他事故发生，密切关注连带建筑物的安全状况，消除继发性危险。

（4）组织有救援能力的教职工开展有序的自救工作。

（5）协助有关部门及时解救受困人员，抢救伤病员。

3. 善后工作

（1）做好撤离到安全地带师生的安抚工作，稳定情绪，消除事故对他们造成的心理影响。

（2）积极配合政府或上级教育行政部门的工作，保障临时教室的使用，在最短的时间内恢复正常的教学秩序。

（3）认真接待好家长，做好伤亡学生家长的抚慰、保险理赔工作。

（4）配合相关部门做好事故的调查和善后处理工作。

（六）煤气中毒事故

1. 报警、报告

当发现有学生煤气中毒后，立即启动校级应急预案，同时拨打 110、120 电话，迅速向上级教育行政部门报告。组织相关工作人员按照职责分工迅速到位，开展抢救工作。

2. 应对措施

（1）救助人员到达现场后先关闭气源、开窗通气。不在煤气浓度过高的现场使用手机、开关电器，防止明火引发煤气爆炸。救助者在进入和撤离现场时，匍匐行动更安全。

（2）迅速将中毒者转移到通风良好、空气新鲜的地方。根据中毒程度现场采取不同的救助措施，对轻度中毒者可将其搀扶到空气新鲜的房间休息，首先要松解中毒学生的衣扣，清除口鼻分泌物，保持呼吸通畅，有条件的可以吸氧；对中度以上中毒者（昏迷不醒者）立即手掐人中穴，同时呼救；对心跳呼吸微弱或已停止者，立即进行人工呼吸、胸外按压，并迅速送往医院抢救。

3. 善后工作

（1）在事故发生后，应及时向上级教育行政部门汇报事故最新情况。

（2）在上级部门领导下组织相关人员做好伤亡学生家长的安抚工作，协助做好保险理赔等工作。

（3）配合有关部门，调查事故原因，追究事故责任人责任。

（七）大型群体活动事故

1. 报警、报告

在机构举办的各类大型文体活动中，一旦发生重大安全事故，应立即启动应急预案，拨打 110、119、120 等紧急求救电话，并在第一时间向上级教育行政部门、当地政府报告，积极争取有关部门的支援救助。

2. 应对措施

（1）活动组织者和安全工作责任人要稳定现场秩序，组织师生有序疏散逃生，避免继发性事故发生。

（2）机构和有关部门领导要在第一时间赶赴现场，指挥部署，组织疏导、抢救伤病员。

（3）如出现师生伤亡等情况，立即组织有救助能力的人员实施现场基本救助，等待专业医疗救助人员的到来。

3. 善后工作

（1）配合有关部门做好事故调查和善后工作。

（2）做好学生的心理疏导和抚慰工作，消除事件对其心理的不良影响。

（3）及时总结，进一步完善大型群体活动专项安全保卫方案，落实安全保卫措施。

（八）校园爆炸事故

1. 报警、报告

机构发生爆炸事故后，机构领导和有关部门负责同志要在第一时间赶到现场，组织抢救，在向上级主管部门报告的同时，立即拨打 110，如有人员伤亡，应立即拨打 120。

2. 应对措施

（1）机构要在爆炸现场及时设置隔离带，封锁和保护现场，疏散人员，控制好现场的秩序，检查并消除继发性危险，防止次生事故发生，切实保护好师生安全。

（2）如果发现肇事者或直接责任者，应立即采取有效控制措施，并迅速报告公安机关。

（3）在爆炸事故中应组织有救援能力的人员对受伤者进行现场救护，并拨打 120 或立刻以最快的方式送往医院进行救治。

3. 善后工作

（1）认真配合公安消防部门做好搜寻物证、排除险情等工作，防止继发性爆炸等。

（2）配合有关部门排查受损建筑，在最短的时间内恢复机构正常教学秩序。

（3）稳定家长情绪，组织人员到医院看望受伤学生，协助有关部门处理好治疗、康复和医疗费等敏感问题。

（4）对学生进行心理辅导，消除事件对其心理的不良影响。

（5）进一步加强机构安全管理，完善门卫制度，增强师生的防范意识和能力。

（九）危险物品泄漏污染事故

1. 报告

因意外因素引起危险物品泄露，或因违反有关规定排放污染物造成环境污染事故灾难的，应立即启动应急预案并及时向上级教育行政部门和当地政府报告，同时设置污染区。

2. 应对措施

（1）对有明确污染源的事故，应立即控制污染物排放；对于化学危险品污染事故，程度轻微的，应启动机构相关应急预案进行处理，情况严重的，要立即向当地人民政府和上级主管部门报告，由当地人民政府启动相应应急预案进行处置。对不明污染源的事故，应配合有关专家、技术人员赴事故现场进行调查检验，查明危险品类型，确定主要污染物质以及产生的危害程度或可能造成的危害。

（2）查明情况后，要迅速制定消除或减轻危害的方案，立即组织人员实施。

（3）对发生有毒物质污染可能危及师生生命、机构财产安全的，机构与当地教育行政部门应立即采取相应有效措施，控制污染蔓延，并及时报告当地政府启动相应应急预案，必要时应疏散或组织师生撤离。

（4）发生重大污染事故，机构应在 1 小时内向当地环保部门报告。

3. 善后工作

（1）危险或危害排除后，机构应配合有关部门妥善处理好后续工作。

（2）做好师生的心理疏导工作，如实通报污染状况，消除家长、社会的心理恐慌。

（十）后勤安全保障事故

1. 报警、报告

发生跑水、断电、燃气泄漏等重大事故时，立即拨打 119、110，报上级教育行政部门，必要时请求当地有关专业部门支持。

2. 应对措施

（1）机构有关领导、负责同志要立即赶到现场，组织人员迅速采取应急措施，进行抢修和抢救，控制事态。

（2）必要时做好师生的疏散工作，保证师生的生命安全和身体健康。

（3）做好现场保护，并联系地方政府卫生防疫部门进行检疫、化验和排污处理，力争在最短时间内恢复正常教育教学秩序。

3. 善后工作

机构后勤部门要对校内重点场所以及供水、供电、供暖和通信等关键设施做进一步全面细致的检查。严格落实各项安全管理制度和操作程序，确保各种服务设施的安全运行。

（十一）校园周边安全事故

1. 报警、报告

校园周边突发安全事故后，机构要立即向上级教育行政部门报告，同时联系当地党委、政府和公安部门等获取安全保卫援助。

2. 应对措施

（1）加强门卫制度，防止一切可疑人员进入校园。

（2）在上级教育行政部门和当地党委、政府和公安部门的统一指挥下，采取有效措施，保障师生安全。

（3）积极协助当地有关部门妥善处理事故，防止事态进一步恶化。

（4）及时向师生员工通报有关情况，稳定师生员工情绪，维护校园秩序，避免不必要的恐慌和动荡。

3. 善后工作

再次全面检查校园周边环境，细致排查有可能影响到师生安全的各种因素，及时向校园周边治安综合治理部门报告，提请开展集中专项整治，及时解决问题，消除隐患。

（十二）机构所属企事业单位安全事故

1. 报告

机构所属企事业单位发生了重大生产安全事故时要及时向机构和有关部门报告，机构接到报告后在第一时间向上级教育行政部门报告。

2. 应对措施

本着控制事态发展、积极救人、努力减少生命和财产损失、保持稳定的原则处理所发生的重大生产安全事故。

3. 善后工作

（1）认真做好善后工作，调查处理事故责任人。

（2）尽快恢复机构教育教学秩序。

（3）机构和有关企事业单位根据具体生产工作情况，吸取教训，进一步完善本单位安全工作应急预案。

（十三）师生集体外出活动安全事故

1. 报警、报告

组织师生实习、参观、考察等集体活动时，发生意外事故应及时向有关领导和有关部门报告，并拨打110、120。

2. 应对措施

（1）积极争取事故发生地政府和有关部门的支援帮助。

（2）组织有能力的教师和学生积极开展自救工作。

（3）机构领导应及时向师生员工通报有关情况，消除恐慌，确保机构内部稳定。

3. 善后工作

（1）配合有关部门做好伤亡学生的理赔工作，慰问伤亡学生家属。

（2）对于提出的合理要求，一时难以解决的，要对师生、家长做好说服教育工作。

（3）做好师生心理安抚工作，稳定师生情绪，保障机构正常教学秩序。

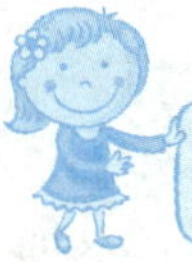

本章小结

本章结合《生产安全事故报告和调查处理条例》《中华人民共和国突发事件应对法》《国家突发公共事件总体应急预案》《教育系统事故灾难类突发公共事件应急预案》《母婴保健服务场所通用要求》《托育机构设置标准（试行）》《托育机构管理规范（试行）》《托育机构婴幼儿伤害预防指南（试行）》等文件，主要对托育机构安全事故处理的报告、调查、处理的流程，消防、防控等其他安全事件应急物资的配置，火灾、交通、溺水、踩踏、建筑物倒塌、煤气中毒、大型群体活动、校园爆炸、危险物品泄漏污染等事故的预案制定进行了介绍和总结，以期为托育机构安全工作规范提供参考，促使其树立安全至上的托育意识和严谨规范的法治思想。

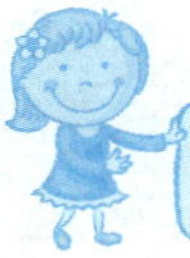

同步练习

一、不定项选择题

1. 各级各类机构发生事故灾难突发公共事件后，事发（　　）小时内，将事件初步情况报告上级教育行政部门和当地党委、政府。

A. 1　　B. 2　　C. 3　　D. 4

2. 托育机构应当建立照护服务、安全保卫等监控体系。监控报警系统确保 24 小时设防，婴幼儿生活和活动区域应当全覆盖。监控录像资料保存期不少于（　　）日。

A. 70　　B. 80　　C. 90　　D. 100

3. 经营场所周边（　　）米内，应无射线、噪声、粉尘、强光等污染源。

A. 30　　B. 50　　C. 100　　D. 150

4. 应急处置小组包括：（　　）。

A. 现场指挥部　　B. 警戒维护组　　C. 紧急抢救组

D. 信息联络组　　E. 后勤保障组　　F. 善后处理组

5. 事故发生单位主要负责人有（　　）行为，处上一年年收入 40% 至 80% 的罚款；属于国家工作人员的，并依法给予处分；构成犯罪的，依法追究刑事责任。

A. 不立即组织事故抢救的

B. 迟报或者漏报事故的

C. 在事故调查处理期间擅离职守的

二、判断题

1. 一般事故，是指造成 3 人以下死亡，或 10 人以下重伤，或者 1 000 万～5 000 万元直接经济损失的事故。（　　）

2. 预警信息的发布、调整和解除可通过广播、电视、报刊、通信、信息网络、警报器、宣传车或组织人员逐户通知等方式进行，对老、幼、病、残、孕等特殊人群以及机构等特殊场所和警报盲区应当采取有针对性的公告方式。（　　）

3. 托育机构应当有自有场地或租赁期不少于 2 年的场地。（　　）

4. 托育机构应当制定重大自然灾害、传染病、食物中毒、踩踏、火灾、暴力等突发事件的应急预案，定期对工作人员进行安全教育和突发事件应急处理能力培训。（　　）

5. 托育机构工作人员应当掌握急救的基本技能和防范、避险、逃生、自救的基本方法，在紧急情况下必须优先保证自己的安全。（　　）

三、简答题

1. 简述托育机构安全事故处理流程。

2. 简述托育机构婴幼儿伤害预防的物资配置。

四、思考题

结合托育机构工作实际制定安全应急预案。

参考文献

［1］人力资源社会保障部教材办公室．育婴员：基本素质．北京：中国劳动社会保障出版社，中国人事出版社，2019．

［2］卫生部疾病预防控制局．儿童道路交通伤害干预技术指南，2011．

［3］全国妇幼卫生监测办公室．2019 年全国妇幼健康监测主要结果分析报告，2020．

［4］中国疾病预防控制中心慢性非传染性疾病预防控制中心，等．全国伤害监测数据集：2019．北京：人民卫生电子音像出版社，2020．

［5］人力资源和社会保障部教材办公室．保育员．北京：中国劳动社会保障出版社，2016．

［6］沈洪，刘中民．急诊与灾难医学．3 版．北京：人民卫生出版社，2018．

［7］梁晓峰．中国儿童伤害报告．北京：人民卫生出版社，2017．

［8］人力资源社会保障部教材办公室．家政服务员：高级．北京：中国劳动社会保障出版社，中国人事出版社，2019．

［9］毛文娟．婴幼儿常见病预防护理速查宝典．北京：科学技术文献出版社，2012．

［10］国家卫健委人口家庭处．国家卫生健康委办公厅关于印发托育机构婴幼儿伤害预防指南（试行）的通知．(2021-01-20)［2022-02-20］．http://www.nhc.gov.cn/rkjcyjtfzs/pgzdt/202101/1567222bc85843408693850915575885.shtml．

［11］国家卫健委人口家庭处．国家卫生健康委关于印发托育机构设置标准（试行）和托育机构管理规范（试行）的通知．(2019-10-14)［2022-02-20］．http://www.nhc.gov.cn/rkjcyjtfzs/gongwen1/201910/3dee83fb6d1246329fb848430e232203.shtml．

［12］国家卫健委人口家庭处．国家卫生健康委关于印发托育机构保育指导大纲（试行）的通知．(2019-01-12)［2022-02-20］．http://www.nhc.gov.cn/rkjcyjtfzs/s7785/202101/deb9c0d7a44e4e8283b3e227c5b114c9.shtml．